Family Anxiety
Manual

家庭
焦虑情绪
手册

【美】吉祥◎著

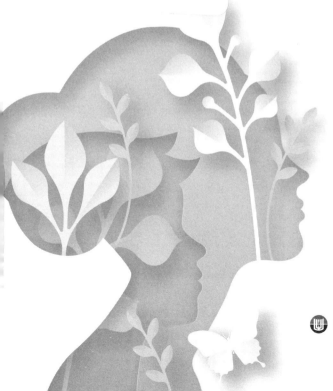

华东师范大学出版社

·上海·

图书在版编目（CIP）数据

家庭焦虑情绪手册 / （美）吉祥著 . -- 上海：华东
师范大学出版社，2021
ISBN 978-7-5760-1790-8

Ⅰ.①家… Ⅱ.①吉… Ⅲ.①儿童－焦虑－心理调节
－手册②青少年－焦虑－心理调节－手册 Ⅳ.
① R749.7-62

中国版本图书馆 CIP 数据核字 (2021) 第 118446 号

家庭焦虑情绪手册

著　　者　[美]吉祥
责任编辑　孔　灿
特约编辑　苏雪菲
责任校对　周凤智　时东明
装帧设计　介　桑

出版发行　华东师范大学出版社
社　　址　上海市中山北路 3663 号邮编　200062
网　　址　www.ecnupress.com.cn
电　　话　021-60821666 行政传真　021-62572105
客服电话　021-62865537 门市（邮购）电话　021-62869887
地　　址　上海市中山北路 3663 号华东师范大学校内先锋路口
网　　店　http://hdsdcbs.tmall.com

印　刷　者　环球东方（北京）印务有限公司
开　　本　889×1194　32 开
印　　张　7.5
字　　数　146 千字
版　　次　2021 年 9 月第 1 版
印　　次　2021 年 11 月第 2 次
书　　号　ISBN 978-7-5760-1790-8
定　　价　49.80 元

出 版 人　王　焰

（如发现本版图书有印订质量问题，请寄回本社客服中心调换或电话 021-62865537 联系）

谨以此书献给你：

你是我在焦虑时的安慰，

哭泣时的怀抱，

低谷时的同行者，

黑暗中的光；

你在我人生的每一步都烙下喜乐的脚印，

让我脚前有灯，

路上有光。

同时感谢我的母亲：

你是这样一位充满智慧、激情、见识和格局的女人，

你情感饱满、认知超前、心胸开放，随时准备接受新鲜事物。

谢谢你愿意和我设立界限，让我们的关系无比自由而轻松。

我永远记得晚饭后，我们在旧房子的昏黄灯光下聊天，

那是我生命中非常美好的一段回忆；

当然，还有你搅打鸡蛋时筷子敲在碗上发出清脆的敲打声，

那是"家"的声音。

愿你知道，我无比庆幸自己是你的女儿。

　　我很高兴能够认识吉祥，并指导她在她的职业生涯中不断取得进步。认识吉祥时，我是她的个案督导。我的职责包括察看她的治疗进展，提出建议。一般来说，我会陪伴她完成每个个案。在她最终获得心理咨询师执照之前，我指导了她好几年。

　　我发现她从各方面来说都是十分优秀的治疗师，如同心理咨询行业一颗冉冉升起的明星。她敏感于客人的需求，能够评估他们提出的问题，设计一个合理的治疗计划，并坚持到完成。

　　她的很多客人都表现出焦虑，其中很多是华裔美国人。这个群体在美国文化中遇到了独特的挑战。他们往往很年轻，感受着来自父母或文化规范的极端压力，要求他们取得超常的成就，或采取一种似乎与他们格格不入的生活方式。其结果往往是焦虑、惊恐发作、广泛性焦虑障碍或其他形式的痛苦。吉祥能够平衡和尊重他们的文化传统和他们在美国文化中出现的个性。自然而然地，他们在治疗结束时大大缓解了焦虑。

　　多年来，吉祥的专长是在治疗焦虑、抑郁，儿童心理学和育儿方面，这一点我一点也不惊讶。我早就预见到了。正因为如此，我确信，她写的关于焦虑的这本书，既来自于遭受焦虑折磨的客人的真实经历，也来自于西方心理治疗近年来的一手实践经验。

——杰瑞·劳勒（Jerry Lawler）博士

美国心理咨询师督导

在心理健康领域深耕逾 30 年的临床心理学家

　　在中国的焦虑症患者剧增、媒体上不断出现青少年自杀等令人触目惊心的新闻之时，吉祥老师的这本《家庭焦虑情绪手册》适时而出，帮助父母认识焦虑，学习如何让家成为孩子的可安歇之所。

目前国内已有的心理自助作品，大多是引进的国外大师的作品，吉祥老师凭借丰富的中西临床经验，针对中国特有的文化处境进行分析，给出深入浅出、具体实用的例子与建议。尖端科研一致指出，有了心理上的"安全依附"，孩子才能发挥潜能。深愿爱好学习的家长们，能借着这本好书，先学会疏解自身内在焦虑，借着有智慧的倾听与共情，让处在巨大压力下的孩子们，都能感受到爱，活出最美的生命。

——**黄维仁 博士**

美国西北大学医学院临床心理学教授

"亲密之旅"情感智慧与自我成长课程研创者

吉祥老师在我负责的硕士项目中讲授了"引导对方思维"以及"设立健康界限"课程，最让人印象深刻的是其专业性和实操性。得益于吉祥老师在心理学领域深耕多年的专业背景和辅导经验，同学们普遍反映通过老师抽丝剥茧式的授课，心理学不再是一门陌生而艰深的学科，而是与日常生活、工作、学习、亲子教养、亲密关系等方面息息相关的人生必备工具。许多选修了吉祥老师课程的学生和校友随后反馈课程给他们自我管理和成长所带来的切身帮助，并表示只要是吉祥老师的课程，都希望能继续选修并学以致用。

我期待并也相信，这本《家庭焦虑情绪手册》将为处在现代紧张生活节奏中的无数个家庭和个人带来前所未有的医治效果和情绪更新。

——**杨淑玲**

清华经管学院管理硕士项目经理

目录

第一部分 认识焦虑

第二部分 应对焦虑

推荐序

2018 年我在《丰盈心态养孩子》一书的初版中就指出，承担着绝大部分教育孩子责任的中国妈妈中间弥漫着一种焦虑情绪。在我的文章和课程中，我也多次分享了自己曾经如何在完美主义导致的焦虑中挣扎，以及我通过学习设立界限而走出焦虑情绪的心路历程。当读者做完"你是否有完美主义"的测试，发现自己有严重的完美主义倾向时，我往往会推荐这些人去见专家来处理他们的问题。因为我只是一个已经康复的"病友"，而非受过多年专业训练、经验丰富的辅导者。

吉祥就是这样一位专家。我先生为千和我是吉祥夫妇的人生教练。我刚认识吉祥是在一个线上课堂上，当时我们都是讲员。我讲关于教育的话题，她讲的是心理学方面的主题。我们当场就惺惺相惜，因为我们有着相同的价值观，也都渴望帮助中国家庭，尤其是中国的妈妈们。后来，我们的丈夫也彼此认识了。我们在网上继续交流，友谊不断加深。

再后来，我们夫妇有机会去到吉祥所在的城市，一起在她家做了一场线上讲座——"夫妻如何一起养育优秀的孩子"，并把所有收入都捐给了中国的一个慈善机构。我们非常认可吉祥和她先生的品格，而现在读过她的书后，我更是十分兴奋地向所有《丰盈心态养孩子》的读者推荐这本《家庭焦虑情绪手册》，让这本书来陪伴渴望解决焦虑、迎来丰盈生命的你。

最初，吉祥邀请我阅读她的书并为她写序的时候，我还有些担心——专家写作的专业书籍，往往会通篇都是学术用语和专业名词，让没有相关学科背景的普通读者感到枯燥乏味，也很难学以致用。出乎意料的是，我仅用了两天就把这本《家庭焦虑情绪手册》看完了，并且爱不释手。这本书的内容深入浅出，通俗易懂，而且还非常吸引人。书中提供了大量有用的案例，帮助读者把读到的方法和技巧应用到自己的生活当中。处理焦虑情绪的解决方案和操作方法全都简单明了。

这本书最大的亮点是第三部分，养育不焦虑的孩子。这部分内容让此书在比西方有更大压力的中国教育系统里显得弥足珍贵。青少年由于身体发育、荷尔蒙变化或巨大的升学压力而产生的一系列生理反应，常常被认为是叛逆。吉祥通过勾勒出青少年焦虑的四大主因（情绪失联、学业压力、校园霸凌、同辈压力），帮助父母们分辨孩子传递出来的那些让人迷惑的信号，并分享极具操作性的解决方案，来根治这些问题。我能预见，将有很多家庭会因这本书而受益匪浅。

如果你怀疑自己有焦虑情绪，或者你已经备受煎熬，这本书将是你的福音。它不仅能帮助你了解焦虑到底是什么，还会给你很实际的建议来疏解这些焦虑情绪。阅读这本书很可能会给你带来你所需要的改变，让你离开那些困扰你的负面情绪，享受自由的生活。

蒋佩蓉

前麻省理工学院中国总面试官

2021 年 5 月

前 言

你好，欢迎打开这本《家庭焦虑情绪手册》。

我是吉祥，美国的执证心理咨询师，美国新歌国际心理工作室的首席心理辅导兼 CEO。我的心理辅导专长是焦虑症、抑郁症、儿童心理辅导以及亲子教育（Parenting）辅导。在过去的多年当中，我为中美两国超过 2 万个家庭提供了近 3 万小时的辅导。

在近几年辅导的案例当中，我发现焦虑越来越年轻化、普遍化。根据国际卫生组织的报告，每年世界上有超过 100 万人因为焦虑症或抑郁症而自杀，并且焦虑症现在已经是全球最普遍的一种情绪疾病。世界卫生组织官方网站资料显示，中国的焦虑症患者大约有 4100 万，抑郁症患者则有 5400 万。更可怕的是，因为焦虑和抑郁而自杀的青少年儿童逐年递增，数目惊人。

前几年发生了这么一件事：有一个麻省理工大学毕业的34岁男子，在自己生日过后两天，开枪打死了自己。这个年轻人在一家世界知名金融公司工作，收入不菲，有美丽的太太和两个活泼可爱的女儿。每一个认识他的人都非常羡慕他，觉得他是精英的代表。这么成功的一个人，却患有很严重的焦虑症，每天都忧心忡忡的，每晚要靠吃药才能睡几个小时。后来他的太太回忆，他们都没有意识到他的焦虑症这么严重，都以为他的种种表现只是工作太累、压力太大导致的。其实非常可惜，如果那个时候他能够意识到自己的焦虑情绪，寻求心理咨询师的帮助，掌握控制焦虑情绪的方法技巧，那么他完全可以继续享受人生，并和太太一起守护孩子的成长。

曾经有一个14岁的焦虑症患者，她在学校被霸凌，可是不敢告诉自己的父母，也不敢告诉老师。慢慢地，她开始在生活的各个方面变得焦虑。因为不知道怎么释放自己的焦虑情绪，所以她选择用刀片割自己的手臂，企图用生理上的疼痛来麻痹心理上的疼痛，直到有一天父母发现她手臂上的疤痕。幸运的是，她的父母立刻送她到我这里来学习如何应对霸凌，以及如何处理自己的焦虑情绪，并且父母二人也开始在我这里接受辅导，学习如何帮助孩子应对创伤。4个月后，这个女孩子已经可以用她所学到的方法来控制自己的焦虑了。她今年已经19岁，有一天她发电子邮件对我说，其实后来的很多时间里，她都要面对非常困难、有挑战的生活，但是她一直坚持使用当年学到的控制焦虑的技巧，所以一直把自己的情绪状态调整得很好。

可见，焦虑不可怕，可怕的是你不知道自己和孩子正在经历焦虑的折磨，或者虽然知道有些不对劲，却没有有效的方法来处理它。久而久之，焦虑引发抑郁、失眠、人际关系危机、工作危机、学习危机……那个时候再想处理，就更难了。

那么，你究竟有没有焦虑的问题呢？如果有的话，又有多严重呢？

现在我们一起来看看，焦虑症在成年人和儿童中具体有哪些表征。

成年人如果有焦虑情绪，会有以下外在表现：

- ✓ 心里好像着了火一样，老是着急。
- ✓ 其实也没什么事情，但始终觉得自己整个人是紧绷的，没法放松下来。
- ✓ 总是匆匆忙忙，就好像每天都有做不完的事情。
- ✓ 非常易怒，听到点什么、看到点什么，情绪一下子就激动起来。
- ✓ 注意力难以集中。
- ✓ 脑子好像停不下来，不停地运转，一会儿想这个事情，一会儿想那个事情（曾经有一个焦虑症患者对我说，好像自己的脑子不转，这个地球也要跟着停摆了一样）。

- ✔ 习惯性失眠，哪怕已经很累了，还是睡不着。

- ✔ 情绪紧张，容易对外界信息反应过度。

- ✔ 肌肉经常处于紧张的状态，比如脖子、肩膀这些地方，常常觉得很紧。

- ✔ 可能注意到自己的焦虑，想要停下来，却没有很好的方法控制自己。

- ✔ 有时候会觉得呼吸困难、心跳加速、手心出冷汗，感觉自己好像快晕倒了，或者其他类似的生理反应。

- ✔ 完美主义，任何事情差了那么一点点都会不甘心，凡事要求自己或自己身边的人做到最好，对失误零容忍。

- ✔ 讨好型人格，没法拒绝别人的要求，心里再不情愿也无法对别人说"不"。

- ✔ 特别看重周围人的看法和感受，希望获得每一个人的喜欢。

- ✔ 用别人的评价来衡量自己的价值。

而青少年儿童的焦虑则表现在：

- ✔ 缺乏安全感，总是担心自己或家里人会有危险或麻烦。

- ✔ 经常抱怨自己身体不舒服，比如，肚子疼、头疼，或者其他身体部位疼痛，去医院却又检查不出到底有什么问题。

- ✓ 凡事都要求完美，在每一件小事上面都容易较真儿，一旦达不到100%，就会表现出非常焦躁、不耐烦、激动，或是低落的情绪反应。
- ✓ 沉迷于网络游戏，或是手机。
- ✓ 不和父母沟通，把自己封闭在内心世界里面，父母很难进去。
- ✓ 无法集中注意力。
- ✓ 学习成绩下降。
- ✓ 行为冲动急躁。
- ✓ 食欲降低。
- ✓ 没有精神。
- ✓ 失眠或嗜睡。

上面这些焦虑症的主要表征，你和你的家庭成员有没有呢？

有人说，中年人的崩溃是静悄悄的，因为不能对孩子说，也不能对父母说，甚至不能对伴侣说。

多少个夜深人静的夜晚，睡不着觉的你睁大眼睛，茫然地看着黑漆漆的房间，心里乱得一塌糊涂，千百种滋味涌上心头，却堵在喉咙里发不出一点声音……

又有多少次，你环顾四周，看着正在房间里写作业的孩子，看着自己还没有关上的工作电脑，看着已经熟睡的配偶，心里充满了焦虑——焦虑尚未成熟的孩子，焦虑渐渐年迈的父母，焦虑力争上游的自己，焦虑无法控制的将来……

其实，你自己也觉得这样的状态不对。你觉得自己活得太累了，可又说不出来自己到底怎么了。想要停下来，不去担心、不去焦虑，可是完全不知道怎样做才好。

而孩子的焦虑更是无处可逃，因为父母不理解，老师逼学习，别人不在乎。他们像溺水的人环顾四周，却找不到一个支撑点，只能苦苦在水中划着，企图把头保持在水面上得以喘息。

当你翻开这本书时，你一定已经意识到，也许你需要更多地了解焦虑症，因为你或你的家人需要帮助。这正是我写这本书的原因——帮助你，拯救自己和所爱的人。

好消息是，虽然今天焦虑症肆虐，威胁着我们的心理健康，但是临床研究证明，焦虑症是所有情绪疾病中最容易治愈的一种。只要找到专业的心理辅导、用正确的方法持续练习，在3-6个月之间，焦虑症便可治愈。我的这本书，就是要用我所知道的专业方法和多年的临床经验，教会大家如何认识和控制自己的焦虑情绪，摆脱焦虑症的困扰。

本书分为三个部分。

第一部分是从专业的角度教你辨别和认识各种各样的焦虑症。第二部分是结合我的专业知识和在中美两国多年的临床经验，教会你从身体、心理和认知上减缓焦虑的各种有效技巧。第三部分是专门针对孩子的焦虑情绪，教父母如何应对、支持和帮助自己有焦虑情绪的孩子。

我希望通过这本全方位的《家庭焦虑情绪手册》，让每一个备受焦虑情绪煎熬的家庭不再"谈'虑'色变"，也不再因陌生而感到恐惧和羞耻。

同时，我也希望帮助你更多地了解自己、接纳自己、疼爱自己；帮助作为父母的你，不再对孩子的焦虑情绪感到束手无策，而是能够积极、自信地帮助他们成为情绪健康、平和、稳定的人。

读完这本书之后，你在夜晚可以安然入睡，面对压力可以轻松化解；对于别人充满恶意的批评和指责，你可以一笑了之；你会笑了，也能够坦然地哭；你轻松了，便能够承担更重的担子；你和配偶、孩子的关系更加亲密了，也有了属于你自己的一片私人天地；你的工作效率更高了，也有更多属于自己的时间和空间来享受生活。

焦虑并不可怕，解除焦虑也并不难，让我们打开这本书，一路同行，告别焦虑，享受轻松、幸福的自己。

第一部分

认识焦虑

第一章 你焦虑吗?

提起焦虑症,很多人心里的概念都非常模糊:好像自己确实有焦虑的情绪,可是看看周围,大家不是差不多都是这样的吗?究竟是自己有问题,还是其实这很正常,是自己太敏感了?

不知道自己究竟有没有焦虑症,也不知道自己的一些日常情绪究竟算不算焦虑,会导致我们延迟寻求专业帮助,因而变得更加焦虑,以至于最后严重影响我们的正常生活。

其实,在这样一个快节奏的社会里,我们日常生活中出现紧张、压力,是再正常不过的事情。所以,人们的情绪会比较焦虑也是在所难免,大家不需要太过紧张,草木皆兵。而且,一定程度的焦虑还能激发人的潜力,帮助你获得更好的表现。

而我们现在首先要学会分辨的是:我在日常生活中的焦虑情绪究竟是不是正常的?我们究竟需不需要花精力、花时间去解决这些焦虑情绪呢?如果不解决,它会给我们的生活带来怎样的影响呢?

简单来说，如果你经常感到紧张，持续性地为日常生活而感到担忧和恐惧，或是发觉自己的焦虑情绪会重复性出现，严重的时候可以让人在几分钟左右的时间里突然感受到非常大的恐惧，并出现一系列的身体上的状况，甚至会昏迷，那么你就需要特别注意了。

10	从未经历过的最大压力，恐惧、焦虑
9	极度焦虑，身体已完全无法正常运作
8	非常焦虑，身体无法正常运作
7	中度焦虑／压力，但仍能继续学习生活
6	
5	比较焦虑／有一点压力，开始影响学习和生活
4	
3	有一些压力或焦虑
2	对压力或焦虑有所察觉，但能够很好地集中注意力
1	完全放松

上图是一个情绪测量表，你可以根据这个量表来评估自己的焦虑情绪。如果发现自己的打分经常高于 6，那么可能你正在经历焦虑情绪的伤害。

身体表征

心率加快、呼吸短促

胸痛胸闷、有窒息感

头晕目眩、冒汗

潮热、冷战、恶心

胃部不适

腹泻、颤抖

虚弱不堪

眩晕、肌肉紧张

僵直、口干

认知表征

害怕变得精神失常

不真实感或脱离感

注意力分散、混乱

记忆力减退、变差

害怕他人的负面评价

害怕身体受伤或死亡

害怕失去控制或无法对付

注意力范围缩小

脑海中常出现惊悚的画面或记忆

对威胁高度警惕

理性思考困难、失去客观性

行为症状

静止、呼吸急促、说话困难

寻求安全和慰藉

避开威胁信号或情况

坐立不安、忧虑、来回踱步

情绪症状

感到紧张、不能放松

总是感到恐惧

胆战心惊、心神不宁

不耐烦、懊恼、沮丧

　　此外，你还可以从身体、认知、行为和情绪几个方面，对照上页的焦虑症状清单来评估自己的焦虑情绪。如有超过50%的症状，那么你的生活和家庭都可能受到焦虑的影响。

第二章 不同类型的焦虑

很多人有一个误解，认为焦虑是一个单一的情绪问题，所以会把很多情绪和行为表征都归结于"我焦虑了"，但事实并非如此。焦虑分为很多不同的类型。就好像一个人头痛，可能是偏头痛、丛集性头痛、紧张性头痛和慢性发作性偏头痛等。如果不能正确分辨自己究竟是哪一种焦虑，我们很难准确找到问题的关键，也就很难对症下药。

焦虑症细分为很多种类型，其中有6种最为常见，分别是：慢性焦虑症、恐慌症、恐惧症、社交恐惧症、强迫症、创伤后应激症。

最容易被忽略的焦虑症：慢性焦虑症

第一种很常见的焦虑症，我们称之为慢性焦虑症。

有慢性焦虑症的人并不是在某种特定的压力下才会感到焦

虑，而是哪怕生活并没有很大的压力，也没有出现一些很紧张的状况，这些人仍然长时间、持续性地觉得焦虑和担忧。

他们的担忧一般都关系到生活的几个层面：工作、健康状况、家庭、经济状况。

哪怕是很小的事情，比如说需要做家务，或者是迟到一会儿，都会导致这些人极度焦虑、无法控制地担忧，或是总觉得好像有些很糟糕的事情马上就要发生了。

我曾经有过一个客人，是一家上市公司的老板，生意做得非常大。可是他每天都很忧虑，总觉得会有些什么事情要发生。他的口头禅是：人无近忧，必有远忧。虽然理性上他非常清楚，公司从运营状况来看应该不会有问题，可是他就是每天都很恐慌，晚上躺在床上就开始想象一切可能会发生的坏事情，有的时候做梦也会梦到公司出问题了，或者他出什么事了，等等。这就是慢性焦虑症的典型症状。

感觉离死亡最接近的焦虑症：恐慌症

第二种焦虑症称为恐慌症。恐慌症患者除了有很强烈的、排山倒海般的、不可控制的焦虑感之外，还有一系列生理症状：

- ✓ 感觉呼吸急促
- ✓ 胸口痛

- ✓ 头晕目眩

- ✓ 四肢无力

- ✓ 手脚发软

- ✓ 有时会晕倒

当恐慌症发作的时候，这些人会觉得自己心脏病发作，甚至快要死了。我曾经收治过一个客人，这个客人是被他的心脏科医生推荐到我这儿来的。为什么呢？原来，他一直怀疑他的心脏有问题，在过去一年当中做了无数的心脏检查。他深信自己得了怪病，是因为他每次"发病"的时候，都会感到自己心跳加速、全身出冷汗、手掌冰冷、头晕目眩，好几次甚至晕倒。可是，不管怎么检查，医生就是查不出他的心脏有什么问题。于是，这个心脏科医生怀疑他的症状是由心理疾病引起的，所以把他推荐到了我这儿。经过短暂的交谈过后，我非常确信，他是得了焦虑症，并且带有恐慌症症状。

恐慌症（Panic Disorder）患者最大的特点就是会经常、反复地出现一种叫作"恐慌发作"（Panic Attack）的状况。恐慌发作是指在很短时间内，一个人突然感到极度恐惧，同时出现各种生理病症性反应。

"恐慌发作"往往毫无征兆地突然发生。它可以在任何时间、任何地点发生：开会的时候、逛街的时候、睡觉的时候，甚至是开车的时候。发生时，你可能感到危险，感到自己失去了控制，或者有一种濒临死亡的感觉——心跳加速、冒冷汗、发抖、呼吸困难、全身发冷或者发热、感到恶心、胸口疼、头晕目眩甚至天旋地转，等等。有些症状让人以为自己是心肌梗死发作。但是，在这里要特别说明的是，恐慌症只会引发生理病症性反应，并不会真的引发病症。也就是说，你的那些生理上的反应，都不会对你的生命造成威胁。哪怕你会晕过去，但是和真正的脑梗或者心梗不同的是，过一阵子你自己又会醒过来，而身体器官并没有什么问题。

虽然"恐慌发作"并不会真的对我们的生命产生威胁，它却让很多患者感到无比地恐惧。由于它的突发性，和发作时对患者身体、心理上的强烈冲击，它仍然可能会严重影响人们的生活质量。

最糟糕的是，一旦你经历过一次恐慌发作，你就会很害怕，不知道什么时候它会再来，而这种害怕往往会引发下一次的恐慌发作。

前年，我有一个客人就是这样。他有非常严重的恐慌症，常常发作。但是他去了医院，医生找不出问题后，他就得过且过，也并没有继续追究其中的原因。直到有一天，他开车去上班的路上，突然恐慌症发作，他来不及做出任何反应就晕了过去。结果车子在高速公路上飞了出去，撞上了旁边的两辆车，最后撞到防护栏。另外两辆车里的人受了重伤，他自己也因此失去了一条腿。这件事情过后，他意识到自己可能需要心理辅导，看看是不是情绪疾病导致了这些生理问题。不到 6 个月，他的恐慌症就解决了。

怕乘飞机？怕封闭的小屋？这是恐惧症

第三种是恐惧症。

恐惧症是指对某些事物或环境有一种极度非理性的恐惧反应。恐惧症患者在面对他害怕的东西时，可能会经历到近乎令人瘫痪的恐惧。这个害怕的对象可能是一个地方、一种情况或是一个东西。

不像一般的焦虑症，恐惧症一般是跟某一个特定的东西联系在一起的。患有恐惧症的人通常对某个具体的东西或者是某种特定的情况感到非常害怕，为了避免遇到这些东西或情况，他们往往愿意作出很多牺牲。比如，一个患有密闭空间恐惧症的人，会为了避免坐轻轨或地铁，不惜每天忍受拥堵的路况，开车两个小时上下班。

在美国，大概有 1900 万人因为患有恐惧症而造成生活中的某种不便。

一般来说，恐惧症患者都能够意识到自己的恐惧是不理性的，但是他们无力改变。这种恐惧会影响他们的工作、学习和人际关系。

我有一个客人是警察，他非常高大、强壮，却患有恐医症，也就是说他害怕去医院。做警察常常难免受伤，但是他尽可能只在家里处理这些伤口。有一次，他在和歹徒的枪战当中受了伤，必须去医院。这个人高马大的警察挨了一颗子弹、满身是血都没有倒下去，结果到了医院，一看到医院的门就身子一软晕了过去。

除了恐医症，恐惧症还包括非常常见的密闭空间恐惧症（害怕待在一个闭塞的空间里，比如，电梯、电影院等），还有恐飞症（害怕坐飞机）、恐高症（害怕站在高处）、恐血症（看到鲜血就会晕倒）、恐独症（害怕自己一个人独处），以及恐物症（害怕蜘蛛、蟑螂），等等。

需要注意的是，我们可能对任何事物患上恐惧症，而且随着社会的不断进步和发展，恐惧症的对象也有可能随之更新。比如，现在已经有了"无手机恐惧症"（Nomophobia），指一个人如果身边没有手机或电脑，就会感到极度恐惧。现在越来越多的年轻人患上这种恐惧症。

恐惧症的症状包括：

- ✓ 心跳加速
- ✓ 口干舌燥
- ✓ 血压升高
- ✓ 呼吸急促

- ✓　感觉好像要窒息
- ✓　胃痛
- ✓　身体发抖或出汗
- ✓　头晕目眩
- ✓　语言障碍或突变（比如，语速突然加快）
- ✓　感到恶心
- ✓　胸口疼痛或收紧
- ✓　感到害怕

大概在 3 年前，我妈妈的一位朋友找到她，想请我给她做心理辅导。她因为害怕坐飞机，拒绝任何远程旅行。有一年，他们一家人要去三亚度假，家人给她做了很多思想工作，她也努力说服自己，同意买机票，大家一起去。结果到了机场，她却在候机室里恐惧得全身发抖、泪流满面，最后一家人不得不取消了行程。她的孩子和先生对此非常不满，她自己也很自责，但是面对恐惧，她无能为力。

青少年中最常见的焦虑症：社交恐惧症

第四种焦虑症是社交恐惧症。

在美国，大概有 1500 万成年人患有社交恐惧症，在所有类型的焦虑症中患者人数仅次于恐惧症。有社交恐惧症的人害怕被批评、被评论或被嘲笑，容易感到羞耻。他们害怕公共演讲，哪怕是在公共场合吃饭、在工作中发表意见，或是和其他人聊天，都会让他们感到极度不适。

在 12-18 岁的青少年当中，社交恐惧症的患病率也很高。研究表明，将近 96% 的青少年担心在社交活动或公共表现场合被同学嘲笑、评论、拒绝，这是青少年生理和心理发育造成的正常现象。然而，社交恐惧症患者则对此有着高于常人的、剧烈的焦虑或恐惧。

那么社交恐惧症会对患者造成什么样的影响呢？

患有社交恐惧症的人可能担心被人看出他们的焦虑和紧张，或者被别人看成是愚蠢、无聊、笨拙或是尴尬的，因此，他们常常避免社交或公共场合表现的机会。当这些情况无法避免时，他们就会出现非常强烈的焦虑。很多社交恐惧症患者会出现生理症状，比如，心跳加速、头晕、恶心、浑身出汗，并且在进入这些社交场合时会出现全方位的崩溃。他们虽然知道自己的恐惧毫无道理、太过头了，但是完全无法阻止自己的焦虑。有的时候这些症状太过严重，会直接影响他们的学习、工作、生活和人际交往。同时，社交恐惧症患者还很有可能患上抑郁症，或是对酒精或毒品上瘾。

我再举个真实的例子。我有一个客人，他是一名非常优秀的计算机工程师。大概在两年前，他刚刚被提升为部门总管。

这个职位就要求他更多参与人事工作，和人打交道，而且还要求他去面对一些大客户。结果，在一次和重要客户对接的时候，他因为社交恐惧症太严重，以至于说不出话来，最后竟然把客户留在原地，自己"落荒而逃"，被老板狠狠地批评了一顿，差点被辞退。后来，他因为实在不能胜任这份工作，就又退回了以前的职位，做只和计算机打交道的工作。

尽管专业心理辅导对社交恐惧症非常有效，但是每年只有不到5%的人会去寻求专业辅导。这是因为很多人并不知道自己或者孩子患有社交恐惧症，常常误以为他们只是害羞、内向、不善于和人打交道。

那么，怎样才能知道一个人究竟是害羞，还是患有社交恐惧症呢？

首先，害羞的人会随着对环境的慢慢熟悉而变得越来越不害羞，而社交恐惧症患者则不是这样。比如，在公司里面，害羞的人可能会在刚到公司的前两个月，比较害怕和同事交往，但是随着工作时间越来越久，他慢慢会和同事打成一片；而社交恐惧症患者则有可能在公司工作了好多年，却仍然难以和同事共进午餐。

其次，害羞的人有可能在进入陌生的社交环境或认识新朋友时，会有一些轻微的生理反应，比如，心跳加速、手心出汗等，但是这些生理反应都在可控的范围内，也会随着越来越熟悉环境而减缓；社交恐惧症患者则不一样，他的生理反应会激烈很多，比如呕吐、头晕目眩甚至晕倒，除非离开那个社交环境，否则不会得到缓解。

别乱贴标签了，这才是强迫症

除了恐慌症很容易被错以为是别的疾病，我们还对另一种情绪疾病有很多误解，那就是强迫症。我经常听朋友说：我有强迫症，因为我一定要把家里都打扫得干干净净才睡得着觉；或者，我有强迫症，我一定要把东西都归回原位才行。强迫症好像变成了一个流行词。好像如果你一定要做什么，那就是强迫症。随着大家对强迫症这个词的滥用，强迫症反而成了一个被忽略和轻视的情绪疾病。其实，真正的强迫症会给患者的生活带来无穷无尽的麻烦和伤害。我曾有强迫症的客人因为他的病症导致最后妻离子散。

那么，究竟什么才是强迫症呢？

强迫症（Obsessive Compulsive Disorder，缩写为 OCD），是指一个人不停地、无法克制地产生排山倒海而来的想法和恐惧感，因此导致焦虑。他们往往用特定的行为来化解他们的焦虑。比如，一个害怕细菌的人会强迫自己每天洗手几十遍甚至上百遍，一个害怕自己没有把门锁好的人，有可能在上班的路上，宁愿迟到、被扣掉全勤奖金，也要返回家检查门是不是关好了。

值得注意的是，从英文名称上可以看出，强迫症有两个特征：一个是 Obsessive，也就是固执，指一个人不断重复一些行为和想法；另一个是 Compulsive，即强迫性，指一个人无法控制自己的冲动行为，哪怕心里很清楚这些行为非常荒唐。

导致强迫症的因素有很多：遗传、大脑结构、大脑功能和周遭的环境都有可能导致强迫症。和其他几种焦虑症不一样的是，强迫症所产生的这些想法或是紧迫感，通常让人发展出带有仪式性的行为。有可能是每天洗手 100 次，或者上楼梯一定要数数，或者进门一定要右脚先跨进门，或者害怕用公共厕所，甚至每天上班之前要花半个小时来检查家里的电源是不是都关闭了等各种让人觉得不可理喻的行为。强迫症患者试图用这些强迫性行为来解决他们的焦虑情绪，但是研究表明，这些行为往往不但不能缓解焦虑，反而会导致更大的焦虑。

我有一个客人，她已经 60 多岁了。每次她去商场逛街就非常痛苦，因为她坚决不用公共洗手间的马桶。其实美国的马桶都是有坐垫纸的，一般来讲是比较干净的，特别是在稍微好一点的商场，厕所的环境好得像餐厅。但是这个客人不行，她一定要忍住，坚持回到家里再上厕所。后来她因为常年憋尿，身体憋出了很多的问题。

前年我接待了一个客人，他是被太太逼着来的。这位先生每次出门都要花很多时间来检查家里的电插头有没有拔掉、火有没有关好。好几次全家旅行，车都已经开出去一个多小时了，他非要掉头回家去检查门和车库有没有关好。因为他坚信，他们家门没有锁好，或者是车库门是开着的。他上班也常常迟到，因为他开着车去公司，开着开着就要掉头回家去检查家里面的火和电，哪怕公司已经多次警告要辞退他了。

这个先生自己也非常苦恼，但是他真的不知道该怎么办，所以每次都找很多借口来解释自己的行为，导致他们夫妻不停地为这些事情吵架。他太太和 7 岁的女儿，也因为他的强迫症及其引起的极度焦虑，而双双患上了不同程度的焦虑症。太太多次要求他去做心理辅导，可是先生觉得丢面子，而且也觉得为这种事情进行辅导是完全没有必要的，坚持不肯去。

大部分人都有一些自己的生活习惯，是我们每天都要重复的。那么，怎么判断你究竟有没有强迫症呢？你的那些习惯，到底是正常健康的习惯，还是患有强迫症的表现呢？

一般来说，强迫症患者的那些想法或行为每天会需要至少一个小时的时间来处理。而且，这种想法或行为完全不受他们的控制，他们无法停止，哪怕自己并不享受这些想法或者行为。到最后，这些想法或者行为会影响他的生活、工作和其他方面。

然而，作为美国的执证心理咨询师，我在对我的客人做病理定论的时候，往往需要更加小心。每一个情绪病症都有一系列的病理症状，客人的症状需要达到一定比例，才能够被诊断为某种情绪疾病。我们不能随便下定论。

经历巨大的痛苦之后：创伤后应激症

我曾经有一个客人在下班回家的路上被两个蒙面男子性侵了。当时侵犯她的人穿了一件深蓝色的衣服。那之后的两年，她只要看到穿深蓝色衣服的男性，就会全身不自觉地发抖。她要求她的先生把所有深蓝色和浅蓝色的衣服全部扔掉。并且，她晚上经常做噩梦。这，就是创伤后应激症的典型症状。

创伤后应激症（Post-Traumatic Stress Disorder，缩写为PTSD）是一种由过去的创伤性经历或者曾经见证的可怕事件引发的情绪问题，比如，车祸、失去亲人或是自然灾难等。它的症状是，当事人在经历创伤性事件很长时间后，依然很难感到放松，会做噩梦，或者会无法控制地回想起当初发生的事情，无法让自己脱离那些回忆，并且会尽可能地避免接触任何有可能和这件事情相关的东西，感到极度的焦虑，等等。

大部分人在经历过创伤性事件后，都会在一定时间之内感到难以适应和处理情绪。但是随着时间和良好的自我照顾，他们一般会渐渐地恢复过来。如果症状变得更加严重和糟糕，并且持续好几个月甚至好几年，同时还会干扰到你的正常生活，那么你很有可能就是患上了创伤后应激症。值得注意的是，创伤事件分为急性和慢性两种类型。急性创伤事件比较好辨识，比如，被抢劫、出了严重的车祸、至亲或亲密的朋友过世、见证了一桩谋杀案、被性侵。而慢性创伤事件往往不容易辨识，比如，长期被家暴、长期被父母冷落或虐待、长时间见证死亡、长期被性侵，等等。伊拉克战争过后，很多返回美国的士兵都有创伤后应激症。

在这里要特别提醒大家的是，创伤事件过后，我们一定要尽快寻求专业心理辅导的帮助。创伤后应激症的症状可能在这个事件发生后一个月以内出现，但是也有很多时候这些症状在很多年过后才会慢慢地浮现出来。这些症状会导致工作、社交和人际关系上出现非常严重的问题，同时它也会影响你日常的生活能力。

创伤后应激症一般导致几种典型的后果：入侵式记忆、逃避、想法和思维方式的负面改变，此外还有身体和情绪上的改变。

入侵式记忆指是指你会重复性地回想起创伤事件，虽然很不愿意，却仍然会想起，近乎强迫性地去回忆。你会感到自己重新进入了那个创伤性事件当中，好像它再一次发生了。有时你会做噩梦。一旦有什么东西让你联想到创伤事件，你会产生强烈的情绪压力或身体反应。刚才我们讲到的那个遭遇性侵的女性，她在事件发生两年之后，就经历了入侵式记忆。

逃避是指你会试着避免去想或者谈论那个创伤事件，并且会尽量避免去到那些会让你想起那个事情的地方，避免参加某项活动或是接触某些人。

想法和思维方式的负面改变是指你常常会对自己、他人甚至这个世界有负面的想法；对将来感到没有希望；出现记忆障碍，包括忘记创伤性事件里面的一些重要的东西；很难维系一段亲密关系，感觉和家人、朋友的关系都突然变得生疏了；对于曾经喜欢的活动不再感兴趣或是感到麻木；离开配偶或孩子。

最后，身体和情绪上的改变可能包括：你会很容易感到害怕，或者被一些日常生活中的事情吓到，比如，响声或是开车并道等；总是带有很深的戒备，很难信任人；开始出现一些不健康的行为，比如，酗酒、吸毒、超速驾驶；出现睡眠方面的障碍——嗜睡或失眠；很难集中注意力；很容易被激怒；突然变得极度暴躁；出现带有攻击性的行为；经常感到罪恶或者羞耻。

无论是哪一种类型的焦虑症，都给我们的生活带来了非常多的不便和烦恼。我曾经有位客人因为强迫症而和他的妻子离婚；有位客人因为恐惧症而失去了工作或升迁的机会；有位客人的慢性焦虑症最后演变成了抑郁症，导致他两次企图自杀……

焦虑症像一种无形的情绪障碍，好像温水煮青蛙一样让你越陷越深，导致越来越多其他的不良情绪和生理疾病，并且令你深陷其中、备受煎熬却又跳不出来。

现在你是否对自己的焦虑有了更深的认识呢？如果你发现自己有一种或多种焦虑症，不用担心，我会在后面的章节里一步一步地教你如何控制和战胜各种不同的焦虑状况。

记住，你完全有能力控制这一切。

第三章 产生焦虑的原因

我的一个北京的朋友曾经告诉我，只要孩子是亲生的，父母都会焦虑。

这位母亲住在北京海淀区，美国藤校毕业的高才生现在全职在家带孩子，每天的生活从早上睁开眼睛到晚上睡觉，统统都围着她的女儿转。她和孩子的每一分钟都被提前计划好了，用她的话说，"每一分钟都要体现它的价值，都要值回我在女儿身上的投资"。

这位朋友张口闭口都是补习班、课外活动、钢琴考级、奥赛。所以当一个凌晨，她给我打电话，告诉我她撑不住了、情绪崩溃了，因为她刚满11岁的女儿已经失眠两年，吃抗焦虑药1年，并且在前段时间发现有自杀倾向，而她自己也得了慢性焦虑症和抑郁症时，我一点也不惊讶。

当一个人把自己完全和另一个人捆绑在一起时，这两个人都将不可避免地陷入焦虑之中。可怕的是，今天很多中国家庭都是如此。父母一切以孩子为主，把自己的金钱、时间、精力，都聚焦在孩子身上，期望为孩子提供最好的条件，能助孩子一跃而起、展翅上腾。可惜在这条路上，没有几个父母能够在此基础上同时照顾好自己的身体、婚姻和情绪健康。

焦虑，已然成为当今家庭中感染率最高的一种情绪疾病。

有焦虑情绪的，难道只有父母吗？

我曾经遇到过一个小伙子，他的父母文化程度不高，管教方式以打骂和羞辱为主，最常用的方式就是把他关在家里的一个柜子里，最常说的一句话就是"你这个没用的东西，把我们家的脸都丢尽了"。上学的时候，他是班上的学霸，常年年级第一，却总害怕老师会点名叫他回答问题，因为他害怕犯错，害怕自己在同学心目中的地位跌落。他追求完美，无法接受自己一丁点的松懈，却总觉得同学们瞧不起他，对自己有着很深的羞耻感。此外，他是典型的讨好型人格，对任何人都唯唯诺诺，不敢拒绝。

虽然在老师和同学眼中，这个孩子近乎完美，属于"别人家的孩子"，但他极度地恐慌和烦躁，常年睡不好觉。当内心的恐惧不知如何表达时，他开始用小刀割自己的手臂，弄得胳膊上伤痕累累、血迹斑斑。

那么，一个人的焦虑是什么原因导致的？为什么面对同一件事，有的人会焦虑，有些人却不会呢？

其实，我们很难从某一个角度来解释为什么一个人会产生焦虑。原生家庭的教育、从小经历的事件、成长的大环境、后天形成的性格、家庭经济状况、家庭氛围、父母婚姻关系、校园经历……这些错综复杂的因素交织在一起，导致一个人在某一时间产生焦虑情绪。也许某人在财务方面容易焦虑，在工作表现上却不焦虑，另外一个人却完全相反。

从多年的辅导经验中，我总结出几个最容易导致我们焦虑的因素。这些因素在日常生活中很难被察觉，有些甚至是被社会所鼓励和称赞的。它们分别是完美主义、贴负面标签、童年性侵、缺乏界限和上瘾。不管你是围着孩子团团转的父母，还是一个自我评价极低的人，看完这一章，应该会明白自己为什么焦虑。

完美主义

完美主义在很多人眼中是"优秀"的代名词。我们希望自己完美，希望孩子完美，希望配偶完美，希望自己的人生完美。在工作中，我们如果说一个人是完美主义者，便是对这个人莫大的称赞；在学校，如果老师称赞我们的孩子是完美的，我想大部分家长都会欣喜若狂；朋友圈里面，随便点开一张图片，都肆意展示着每个人的完美生活。

这也让大家处心积虑想要成为别人眼中那个"什么都拥有"

的完美者。

然而，作为一名专业的心理辅导，我见过太多绚丽外表之下，那一个个被隐藏起来的焦虑的灵魂。他们白天在人群中指点江山、光鲜亮丽，是熠熠生辉的天之骄子，回到家里，卸下面具，有的暴饮暴食，有的彻夜难眠，有的失声痛哭，有的用毒品、酒精或自残来麻醉自己。

第二天，再重新戴上完美的面具，开始新一天的完美表演。

这也是为什么完美主义者是最难被发现的焦虑症患者。而完美主义者，为了维系身上的光环，就算自己挣扎在焦虑症、抑郁症等各种情绪困难之中，也很难发现、承认，并寻求帮助。所以，一般来说，完美主义者都要等到自己情绪崩溃、无法正常生活以后，才骤然发现自己已经患上了严重的焦虑症。

那么，什么样的人算是完美主义者呢？

首先，完美主义者需要自己在一切有外人的情况下都呈现完美无缺的状态。他们深信，人是可以完美的，哪怕他们在现实生活中没见过一个完美的人。他们会把不完美看成一种缺陷。比如，一个学生可能觉得没有考 100 分就等于不及格。

其次，完美主义者在他们不确定自己能够将某件事情做到完美之前，不敢轻易去尝试。

第三，完美主义者把最终的结果看得极为重要，而容易忽略学习和成长的过程。

第四，除非他们手上所做的工作达到了他们自己标准下的完美状态，否则他们无法停下来。为此，他们有可能付出比一般人完成这个工作多得多的时间也在所不惜。比如，有人可能花半个小时来写一封两句话的电子邮件，反复修改语法、用词，等等。

最后，总是拿自己和别人做比较，哪怕这种比较是根本不现实的。这可能会导致一个人很难为别人的成功感到高兴。有的人因为知道自己无法成为第一名，就拒绝参加公司的活动。

总的来说，完美主义分两种：一种是个人标准化的完美主义，这种人按照自己的一套不切实际的标准来做事，并用这套标准来评价自己；另一种是自我贬低的完美主义，这种类型的完美主义者往往对自己设立的目标感到害怕，常常觉得没有希望，或者认为他们自己的目标永远无法实现。

那么，完美主义究竟会对我们造成什么影响呢？

研究表明，个人标准化的完美主义更容易因在亲密关系上经历挫败而导致情绪疾病，而自我贬低型的完美主义者更容易出现讨好型人格，从而发展出带有自残行为的情绪疾病。

在工作或学业方面，完美主义者可能会花比别人更多的时间来完成工作任务或作业。他们也有可能因为害怕自己无法做到完美，而逃避一些事情。

在一段关系中，完美主义者会用自己不切实际、不现实的标准，来衡量他们的配偶、孩子或是朋友，让关系中的另一方承受巨大的压力。

在社交活动中，完美主义者会不断地挑战自己、检视自己的不足、拿自己和别人比较，以至于无法真正享受与他人的互动、活动的环境，也无法体会这个活动本身的意义。

在家中，完美主义者不停地检查自己的房子，看自己的生活环境是不是足够完美，并且要求家人也必须达到他的标准。比如，一个完美主义妈妈可能需要家里面一尘不染，那么她很有可能会要求她的孩子不准到处玩玩具，或者不准把玩具乱扔。当孩子因为年龄的原因做不到的时候，这个妈妈就有可能对孩子感到愤怒或失望，甚至施以不合情理的惩罚。

我曾经有一个客人，她每天晚上吃完晚饭都要把客厅里的地板拖得发亮，拖完地以后她不允许孩子和先生再去客厅，因为会弄脏地板。这就意味着每天吃完晚饭以后，她的先生和孩子只能待在卧室里面。日复一日，长此以往，后来她的孩子离家出走，先生也和她离了婚。当然，这样的结果并不是单单因为这个地板的事件导致的，除此之外的生活细节，都可能对这样的悲剧有着直接或间接的影响。

那么，又是什么导致了完美主义呢？

第一，没有安全感。我有一个客人，他以强势的作风和卓越的能力登上世界 500 强公司的高管之位。他曾经这样说："当我觉得自己完美了，别人找不到我的错，也不能再嫌弃我的时候，我才是安全的。"

第二，自我评价低下。很多人老是觉得自己不够好，害怕别人的否定。在我的辅导生涯中，遇到过很多完美主义者。他们有着相当高的社会地位，拿着优渥的薪水，在外人眼中，他们是"大牛""真正的强者"，但他们从来无法为自己的"完美"感到满足。因为无论他们多么"完美"，没有健康的自我认知，他们总能找出自己身上的瑕疵，鞭策自己要做得更好。这是一个死循环。除非他们从根本上改变对自己的看法，否则永远无法改变完美主义的问题。

第三，童年时期，因无法达到完美，感受到父母的不接纳。很多父母会鼓励他们的孩子在每一个方面都成为最好，或是以近乎虐待的方式来逼着自己的孩子成为完美，比如，钢琴要拿 10 级，小提琴也要考级，数学奥赛、物理奥赛都要拿第一名，这样的孩子就很容易成为完美主义者，因为只有样样都好才意味着他们是被接纳、被人喜欢的。

第四，小时候没有和父母建立好的情绪联结。如果从小父母和自己比较疏远，亲子之间没有建立很好的情绪联结，孩子会认为父母的疏离是因为自己不够好、不可爱、不完美。长大成人后，他们会很难接受"虽然很好，但并不完美"的结果。

也就是说，98 分虽然好，他们却会因为不是 100 分而耿耿于怀。

负面标签

焦虑的人经常对自己做一件事情。我保证，你在过去的一个星期内，也一定对自己做过同样的事—— 给自己贴负面标签。

请你想一想，在过去的一个星期里，你有没有对自己说过类似下面的话：

- ✓ 我太笨了。
- ✓ 我学东西比较慢。
- ✓ 我太能吃了。
- ✓ 我长得不好看。
- ✓ 我的脾气很暴躁。
- ✓ 我是个书呆子。
- ✓ 我这个人不太好相处。
- ✓ 我太软弱了。
- ✓ 我是女司机。
- ✓ 我太胖了。
- ✓ 我的鼻子不好看。

✓ 我还是太不成熟了。

✓ 我好傻呀。

看到这里你有可能会说：我只是做自我评价，难道这样就叫作给自己贴负面标签的吗？

当然不是。

自我评价是就事论事，而贴负面标签是通过一件或几件事情，对自己加以定性。打个比方，你今天炒菜忘了放盐。就事论事，你会说："哎呀，今天炒菜忘了放盐。"但如果是贴负面标签，你就会说："哎，我这个笨蛋，这么简单的事情都做不好。"

看出这个区别了吗？

那么，负面标签为什么会导致焦虑呢？

首先，负面标签让人觉得自己无法改变。曾经有过一个非常出名的心理学实验：研究人员把一个班的学生分成两组，让其中一组学生觉得自己的性格和品质没法改变了，而让另一组学生觉得他们是很有希望改变的。实验的最后，第二组学生在学术上和在家里的表现都远远超出了第一组学生。

还是用炒菜忘了放盐的例子来打比方，如果就事论事，今天炒菜忘了放盐，那么明天我可以通过更加小心来改正；但如果给自己贴上"太笨了，这点小事都做不好"的负面标签，那么不论今天还是明天，"我很笨"这件事是没法解决的。因为一个人的本质是很难改变的，而行为则容易改变得多。

其次，负面标签让人感到羞耻。负面标签攻击我们作为人的本质，它让我们不断地拿别人的优点和自己的缺点作比较，我们会因此感到自己毫无价值并对自己失望。我有很多客人，他们都觉得自己太胖了，并且为之感到羞耻，最后得了厌食症、抑郁症、焦虑症等各种情绪疾病。

再次，负面标签给人提供了一个永远达不到的标准。我有一个年轻客人，从小他的妈妈就给他贴标签，说他是一个骄纵的、自私的孩子。他极力想要摆脱这个标签，所以做任何事情都以满足别人的需要为出发点，并且以此作为唯一的标准。可是他身边的人的需要都不同，他无法同时满足各方的需要，所以他一直觉得自己很糟糕，焦虑情绪特别严重。

有一天，我的大儿子突然攻击墙上的电视，爸爸告诉他很多次不要再打电视了，可是他根本听不进去。爸爸非常生气，冲到他面前就说："你这个不听话的孩子……"我当时正在书房里工作，听到这句话赶紧冲出来，对儿子说："Daniel 是一个很听话的孩子，只是偶尔会有一些调皮的行为。"

作为父母，我们很容易在不知不觉中，就给孩子贴标签了。比如，孩子对父母撒了谎，父母就叫这个孩子"骗子"；孩子不爱做作业，父母会说孩子"懒惰"；一个孩子因为很喜欢吃一道菜，就把这个菜放在自己面前一个劲地吃，不管其他人，父母就很容易说这个孩子"自私"或者"不懂事"。久而久之，这个孩子听多了，他就会觉得"我是一个骗子"，而不是"我做了一个欺骗的行为"；"我是一个很懒惰的人"，而不是"我不爱写作业"；"我是一个自私的人"，而不是"我真的很喜欢吃这道菜"。

慢慢地，他可能就真的会变成父母说的那种人。

如果我们能够自我反省，对孩子就事论事，而不是给他们贴标签的话，我们会发现，孩子比我们想象的要好很多，而且，他们的焦虑会少很多。

童年性侵

近几年，随着社交媒体的普及，越来越多的儿童性侵事件被披露出来，真相触目惊心，让人毛骨悚然。

根据"家庭公义救助中心"（The Center for Family Justice）的最新数据显示，在美国，每3个女孩子当中就有一个遭遇过性侵，每7个男孩子当中就有一个遭遇过。[1]在中国，情况也不容乐观。被性侵的儿童在童年甚至长大以后，往往容易出现严重的情绪疾病，首当其冲的就是焦虑症，其次还有抑

---

[1] 数据来源：https://centerforfamilyjustice.org/community-education/statistics/——编辑注

郁症、创伤后应激症、强迫症（这是两个单独的心理疾病，但是往往和焦虑症并存，并且是由焦虑症引起的，所以既和焦虑症有紧密联系，又在它之外），严重的还会出现精神分裂、人格分裂，甚至会导致自杀。可能带来的其他影响包括染上性瘾、毒瘾，常常有羞耻感、罪恶感，自我认知极度扭曲，或是很难维持健康的亲密关系，等等。

要特别注意的是，并不是所有遭到性侵的孩子，都会立刻呈现这些症状。他们有可能隐藏很多年，然后突然在某些刺激下爆发情绪问题。我曾经有一个客人，她根本不记得自己被爷爷性侵过，直到十多年后，有一天她听到一个同事描述自己的儿子在学校被人欺负时，这个同事如何去保护了儿子。突然间，她回忆起了被爷爷性侵时的点点滴滴，每一个细节，包括声音和感受，都浮现出来，然后她立刻崩溃了。后来，在做心理辅导的过程中，我们发现，因为她的父母当时没有能够及时发现她的异常并来保护她，所以同事讲述自己保护孩子的事情对她来说就是一种刺激，让她想起了往事。

儿童性侵令父母非常难以察觉，原因有几点：

首先，大量的事实和数据表明，80% 的儿童性侵来自家庭内部的成员（比如，叔叔、爷爷、继父等），或者是跟家人关系很亲近、父母熟识的人（比如，父母的同事、朋友、邻居等）。一般我们很难想象自己的孩子会被这些我们信任的人伤害，也很难想到他们竟然会性侵自己的孩子。不幸的是，经常有孩子鼓起勇气告诉父母自己被性侵的事，却遭到质疑。

我有一个做医生的客人，她小时候被舅舅性侵。当她告诉妈妈时，她们之间有了这样一段对话：

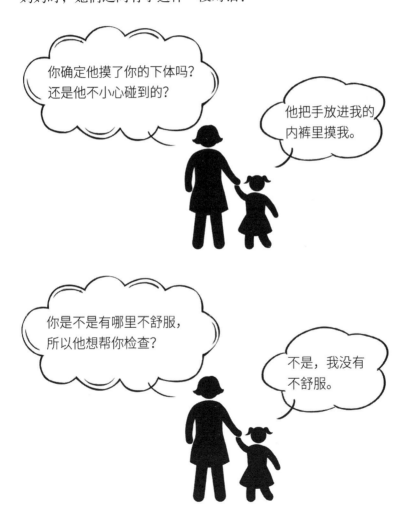

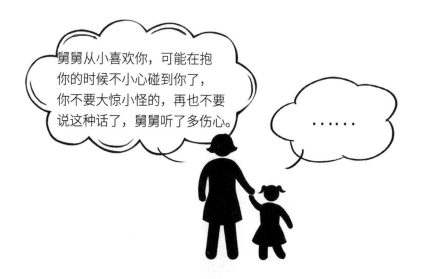

就因为这段对话，她被舅舅性侵多年，直到父母因为工作原因搬家到其他州才摆脱。

其次，一般实施性侵的人会恐吓孩子，而孩子因为年龄太小，往往会相信这些恐吓，从而不敢告诉其他人。比如，他们可能会告诉孩子，如果你把这件事情告诉任何人，你就会被爸爸妈妈赶出去。或者他们会对孩子特别好，告诉孩子这是他们之间的小秘密，每次性侵结束就会给孩子想要的东西作为奖励。所以孩子就算感到害怕或不舒服，也往往会强行压抑自己的情绪。

另外一个很重要的原因就是父母很少对孩子进行性教育，总觉得他们太小了，现在还不是性教育的时候，导致在性侵发生后，孩子搞不清楚究竟发生了什么事情，更不知道自己是被伤害了。

出于上面提到的种种原因，孩子在遭到性侵过后，往往不会主动地、有意识地向父母求助。

那么，究竟什么是儿童性侵，我们又要怎样分辨孩子有没有被性侵呢？

当一个孩子和比他大的成年人或青少年之间，发生性器官的接触或带有性意味的接触时，这个孩子就遭遇了儿童性侵。

请注意，任何企图用孩子来释放自己性欲望的行为，哪怕只是抚摸孩子的背，或是这个人本身不接触孩子，但是他用一些性工具来接触孩子，都属于性侵。

由于性侵发生后，大部分孩子并不会主动求助，所以父母一定要留心观察孩子的日常行为，判断孩子是不是有可能遭遇了性侵。比如，孩子会特别抗拒去某一个地方，或是害怕某一个人，想方设法地躲避他；或者孩子突然开始尿床、失眠、做噩梦；或者他开始出现一些奇怪的行为，比如，拔自己的眼睫毛，或是吃自己的头发，等等。在学校，老师可能会反映孩子突然变得沉默，或是上课注意力不集中，成绩急剧下降。

当然，并不是说只要有这些情况发生，孩子就一定遭到了性侵，而是说，当这些情况发生的时候，家长首先要想到的，就是孩子是否遭到性侵。

我曾经在超市里遇到一件事情。当时我先生在超市排队等着结账，我带着两个孩子在旁边玩。这时候有一个 50 岁左右的男子路过，看到我家老大蛋宝就停了下来，开始和他说话，一副很喜欢他的样子。路过的陌生人和孩子打招呼，这样的事情在美国很常见，我并没有觉得有任何不妥，还笑嘻嘻地和他打招呼。接着这个男子就开始逗蛋宝，并伸手去挠蛋宝的手。当时是夏天，所以孩子穿的是短袖 T 恤。我从小就告诉两个孩子，任何人都不可以随便碰触他们的身体，所以当时我立刻告诉那个人，请他不要碰我的孩子。结果，这个男子非但没有停下来，反而试着把手伸到衣服底下去挠蛋宝的肚子。看似好像在和孩子闹着玩儿，但是我生气了，当场就在超市里报了警。我要让孩子知道，任何不经同意碰触他们的行为，都是不被允许的。我先生当时还觉得我有点小题大做。结果，警察来了以后，查阅了这个人的记录，发现他是一个有犯罪记录的恋童癖（在美国，因性侵等行为入狱后刑满释放的人都会有记录，网站上可以查询到）。

所以，我们千万不要觉得别人好像是在和孩子开玩笑，就因为拉不下面子或者不想把事情闹大而息事宁人。一定要通过对孩子的每一次保护，让孩子明白他们是安全的，也帮助他们建立自我保护的意识。

缺乏界限

我在很多场合的讲座当中都提到过"界限",因为这实在是一个太重要的概念,却也是最容易被我们忽略的一个概念。

在中国传统文化中,我们不喜欢界限。我们觉得界限是把人和人分开的一个东西,它让关系变得疏远。这就是为什么孩子在结婚那天,父母会对孩子的配偶说"以后就是一家人了",而很少对自己的孩子说"以后就是两家人了"。其实这是我们对界限的一个误解。界限的存在让人与人之间有更加健康和良好的关系。如果没有界限,再亲密的关系,也可能是很扭曲的、不健康的,因为你有可能一直在这段关系里讨好别人。你有可能一直让别人来告诉你,你要怎么去思考、怎么去做事、怎么去感觉。同时,你还有可能花很多时间和精力去做别人想让你做的事情,而不是自己想做的事情。久而久之,你会变得非常愤怒、抑郁和焦虑,因为你长期得不到满足和尊重。

我经常把界限比喻成房子的门。如果你的房子没有门,你一定会觉得焦虑和恐慌,晚上睡不着觉,为什么呢?因为随时都可能有人进到你的房间来打扰你的生活,对你的生活造成威胁。没有界限也是这样,别人随时可以进入你的世界,对你造成困扰。对于青少年而言,界限更是重要。它会在自我认知发展的过程中保护我们,给我们一个安全的空间,让我们建立起尊重、独立等很多将来会帮助我们成功的品质。

具体来说，界限是什么呢？它是我们在与人的关系中，为自己和对方设立的一些规则和限制。一个有着健康界限的人可以在需要的时候对别人说"不"，同时在亲密关系当中也可以将自己敞开。

那么，一个缺乏界限的人是什么样子的呢？你是一个会设立界限的人吗？

我在这里列举了缺乏界限的人很容易遇到的 7 种情况，我们一起来看一看：

1. 你常常在人际关系上遇到困难，或者发展出很戏剧性的关系。

如果你是一个没有界限的人，关系中的另外一方是可以感觉得到的。正因为如此，你很容易吸引那些喜欢控制、操纵别人的人。你会长期在一段关系或友谊当中依赖对方，导致这段关系缺乏平等。我有一个年轻的客人，她过去谈过无数男朋友，最后发现他们都是同一种类型——花心、不尊重她、出轨、暴力。每一次分手，她都痛苦无比，但即便如此，她下次还是找同样类型的人谈恋爱。

2. 你很难自主做决定。

缺乏健康的界限时，你可能大部分时间都在做别人想要你做的事情，因而渐渐地失去了自我意识。慢慢地，你不知道自己想要什么，或者要去做什么，当你需要做决定时，你的大脑变得一片空白，不知所措。我有一个朋友，他连给自己买一个水杯都要问两三个朋友，考虑几个星期，最后让大家投票帮他做决定。

3. 你总是想要讨好别人。

没有界限的人习惯性地跟随着其他人的脚步，或者害怕让其他人失望，所以会对别人的任何要求都言听计从，哪怕自己心里一点都不开心。这种特点还有另外一个名称，叫作"讨好型人格"。

4. 你经常感到内疚和焦虑。

你总感觉自己需要为别人的快乐负责，你需要让别人快乐。而且你常常为了很小的事情感到内疚和自责，比如把盘子里面最后一块蛋糕给吃了，或者请别人让一个位子给你坐，等等。然而与此同时，因为长期担心别人怎么看你，或否认自己的需要、为没有得到满足的需要感到内疚，你可能经常对其他人感到很烦躁，或时不时就想发火。

5. 你觉得其他人并不尊重你。

界限是让别人知道你希望他怎样对待你，以及你允许他对你做出怎样的行为。如果你没有界限，别人不知道要如何按照你喜欢的方式来对待你，或者别人可以随意按照他喜欢的方式来对待你，当然你会觉得不被尊重。另一方面，缺乏界限也让你不太容易发现和接受别人的界限，这也会导致你会对别人有一些不尊重的行为。

6. 你害怕被拒绝或被抛弃。

没有界限很可能是因为，在童年时期你被告知，如果不做别人要你去做的事情，你就会被拒绝或被抛弃。比如，父母可能会在商场对孩子说："你要是现在不马上跟我走的话，那我就自己走了，不要你了。"或者，父母会说："你要是考试再考不好，就给我滚出这个家门，不要再回来了。"

7. 你可能喜欢被动攻击（Passive Aggressive）。

什么是被动攻击呢？就是当你强迫自己去做别人想要你做的事情时，其实你心里是很不舒服的，但是你觉得摆明了说出来不太好，所以就憋在心里，等事情过后，你会用另外一种方式去对付那个不舒服的感觉。比如，你会抱怨这些事情或者这个人怎么麻烦、怎么对不起你，或者一直唠唠叨叨。被动攻击的另外一种表现方式，是将生活里的所有问题都归咎于别人，因为这样你就不需要为自己的行为承担责任。

看了这些例子后，你觉得自己和配偶、孩子、同事、朋友之间，是否设立了健康的界限呢？

上瘾

正如我们在本书的开头提到的那样，今天有很多焦虑症患者并不知道自己其实患上了焦虑症。我的各个群里都有人给我留言，说以前以为自己是甲亢，或是心脏病，或自己只是脾气不好，听了我的课以后才发现原来自己有严重的焦虑症。

在这些得了焦虑症却不自知的人当中，不管是成年人还是儿童，有很大一部分人在尝试解决焦虑症带来的问题时会导致上瘾。比如，一个人在遇到心跳加速、手脚出汗、头晕目眩、睡不着觉等生理症状的时候，或是遇到紧张、心烦意乱、情绪激动、暴躁易怒等心理症状的时候，往往会选择用酒精、毒品、电子游戏或是网络色情这种容易让人上瘾、沉迷其中的东西，来暂时性地逃避和解决。这是很不幸的。

我认识一个人，他有中度社交恐惧症，所以每次在参加社交活动之前，他都会喝几杯酒放松一下，给自己壮壮胆，让自己不那么害怕。久而久之，他就酒精上瘾，变成了一个酒鬼，整天在家骂骂咧咧，后来又因为酗酒而丢了工作，最后妻离子散。

根据美国食品药品监督管理局的估算，焦虑症患者滥用毒品的概率是普通人的两倍以上。还有一种常见的情况就是，不少的焦虑症患者最开始通过吃药来解决自己的焦虑情绪或者焦虑带来的生理反应，比如，失眠、盗汗等，但久而久之，他们开始对药物产生依赖，并且自行加大药量，慢慢地变成药物上瘾。患有焦虑症，特别是社交恐惧症的患者，还很容易出现酗酒和网络上瘾的情况。这些都是因为焦虑症患者对自己的焦虑情绪有着错误或不全面的认识，试图用这种看似有效，然而对自己的长期健康伤害极大的方法来解决情绪问题。

的确，毒品、酒精、电子游戏或网络色情会暂时缓解焦虑情绪，但是它们都会扭曲和改变我们的大脑和神经系统。一旦上瘾，焦虑症患者对它们的依赖会越来越大，而这些东西对缓解焦虑症症状的作用，也会越来越小。日复一日，年复一年，焦虑症患者会因为对这些东西的上瘾而变得越来越焦虑，可是一旦试着脱离，又会导致生理和心理上极大的病变反应，从而导致更严重的焦虑。这样，他们又变成越来越离不开这些令人上瘾的东西，反反复复，进入了一个恶性循环。

丽莎是我两年前遇到的一个客人，她当时 28 岁，在国家顶级的科技研究机构里做计算机工程师。从小她就是典型的"别人家的孩子"，品学兼优，一路拿奖学金读到普林斯顿博士，从不给家里惹麻烦。从小她就被教导，在任何会产生争执的情况下要立刻反省自己哪里做错了，并向对方道歉。因此，她很容易产生极度的罪恶感和羞耻感，哪怕并不是她的错误或责任，她都会不由自主地揽下来。

在一次辅导中，我请她写下她在生活中为自己设立的规则和禁忌。不料，她洋洋洒洒写了 6 页，其中包括"在外吃饭时不能点酒水""不能穿紧身衣服""不能骂脏话"等。她凡事追求极致，不允许自己出现任何失误，否则就会感到极度羞耻，在私下捶打自己的头，或狠狠地捏自己的胳膊和大腿，以"惩罚"自己的过失。她也是一个无法拒绝别人的人，哪怕这个人明显在占她的便宜，她心里火冒三丈，却在最后关头忍气吞声，条件反射般地去满足对方的要求。

自从 5 岁左右第一次被自己的爷爷性侵，她每个月几乎都有 1-2 次恐慌发作的经历。性侵发生后的那几年，爷爷一次次警告她，不能告诉任何人，否则她就会被父母赶出去。幼小的她只能强忍着害怕和恶心，一次次被毫不知情的父母送到爷爷家，一次次地被侵犯。她的爷爷在她 20 岁那年去世，从那时起，她开始出现创伤后应激症的症状，时常梦到被男人抢劫、威胁或强奸。

丽莎同时也有强烈的强迫症，用过的东西一定要归位，墙上的画一定要端端正正、分毫不差。第一次去见男朋友的父母时，她因为快迟到了，着急赴约，所以没有捡起办公室地板上一张指甲盖大小的纸屑，就直接离开了。结果，开车开到一半，她的强迫症迫使她掉头回去，把纸屑捡起来扔进垃圾桶。最后她迟到了 50 分钟。

我最初见她时，她每天要睡 16 个小时，睡眠质量却非常糟糕，以至于她的老板会常常打电话到家里来，确认她的安全（注：她的公司要求是当员工没有准时上班时，老板需要亲自打电话甚至到家里找人，以确保此人是安全的）。

这不是一个容易治愈的案例。我不但需要对丽莎进行短期快速见效的心理辅导，让她可以尽快控制焦虑症的表面症状，而且还需要长期深入辅导，从家庭背景、过去的伤害、自我认知、核心信念、界限建立等各个方面入手来医治她。我们花了差不多半年时间，治好了她大部分的焦虑症症状，如睡眠障碍、强迫症症状、恐慌发作等。之后，我们在根源医治上花了两年时间，通过挑战丽莎的大脑对话和核心信念，帮助她树立健康的自我认知。我还通过一系列的心理辅导技术，让她完全接纳自己，并从小时候被性侵的羞耻中走出来。在这期间里，丽莎的情绪越来越积极，焦虑完全被控制，她也越来越喜欢自己。自信让她开始神采飞扬，地上的纸屑或墙上歪掉的画也不再让她抓狂，到我们快结束辅导时，她的男朋友也向她求了婚。

丽莎的情况比较严重，但前文提到的几种常见的导致焦虑的因素，大部分人或多或少都会有。很多人甚至根本没有意识到自己的日常习惯正是导致焦虑的核心原因。那么，这些习惯、因素，以及各种焦虑症状，我们究竟要如何应对呢？

第二部分

应对焦虑

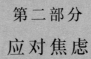

第四章 处理焦虑

在第二章里，我讲到6种最常见的焦虑症，分别是恐慌症、恐惧症、社交恐惧症、强迫症、创伤后应激症和慢性焦虑症。我也为大家提供了这6种焦虑症的表征，帮助大家判断自己的焦虑可能属于哪一类。

现在我们一起来看看，如何具体应对和处理每一种焦虑症。

需要解释的是，慢性焦虑症更多的是指一种在日常生活中呈现出来的更为严重的焦虑状态，所以我会在第五章"日常情绪，日常处理"中，以更生活化的方法来引导大家学习控制方法。在本章中，我们集中来看另外5种焦虑症的应对方法。

对自己说这句话，轻松解决恐慌症

我有过一个年轻的客人，他毕业于中国顶尖名校。刚刚大学毕业时，和所有毕业生一样，他踏上了找工作的旅程。按道理说，他这样的学历，找工作应该是完全没问题的。然而，他因为太过紧张，连着三次在面试过程中手脚冰冷、晕倒过去，导致三家公司都怀疑他身体不健康，不敢聘用他。他焦急万分，后来甚至因为害怕重复那种可怕的经历，很长一段时间不敢再参加面试。直到他的朋友向他推荐了我，他来辅导之后才明白，原来自己得了恐慌症。经过一段时间的辅导，他很快就在一家心仪的公司找到了工作。

恐慌症的确会给我们的生活造成很多不便，但它是很好治疗的一种情绪疾病。只要用对方法并且持之以恒，我们很快就可以减缓恐慌症发作的频率和严重程度，甚至完全消灭它。

当恐慌发作的先兆出现时——

第一步，你可以进行深呼吸。要记得，深呼吸时，你的上半身不应该有任何起伏，下腹部随着呼气和吸气而上下起伏。注意，错误的深呼吸方法会让你更加焦虑，所以你一定要用正确的呼吸方法（在第五章中，我们会详细讲解正确的深呼吸方法）。

第二步，你要尽快意识到自己正在经历的是恐慌发作，并且迅速闭上眼睛。当你告诉自己"我正在经历恐慌发作"时，便不容易把一系列生理上的反应，比如，心跳加速、头晕目眩等让人担心的症状，错当成心脏病等致命的疾病发作的信号。你也会提醒自己，这只是短暂的一个过程，并不会对你的生命构成任何威胁，从而减轻你当下的焦虑。闭上眼睛则可以帮助你隔离外界的喧闹和嘈杂，避免外部环境对你的刺激。

第三步，做一些事情，帮助自己和现实产生连接。恐慌发作常常会让人有一种和现实脱离的不真实感，比如，觉得周围的声音突然变得很远，好像你来到了一个很空旷的环境，或是周遭的光线突然变强烈，有种腾云驾雾的感觉。所以，你要想办法把自己和现实连接在一起，比如，你可以用脚轻轻拍打地板，感受震动，听到打节奏的声音。你也可以用手轻轻摩擦你的牛仔裤，感受裤子的布料，同时找到可以清楚看见的一个东西，仔细观察它。比如，你看到墙上有一个钟，可以观察一下：它是什么颜色？什么形状？时针和分针是什么颜色？什么形状？有秒针吗？现在是几点？秒针走动的声音听起来如何？等等。这些都可以把你拉回到现实当中，从而让恐慌发作的症状慢慢消退。

第四步，你要告诉自己，恐慌发作只是一个短暂的过程，虽然你感觉很恐怖，但是它本身并不会导致任何生命危险。这样做能够帮助你快速地平静下来，避免引发更严重的生理反应。我曾经有一个客人，他以前几乎每个星期都要发作一次到两次，然后他发现，自己越紧张，恐慌发作就会越严重。后来他来辅导过一次，学了这个方法，每当发现恐慌发作的苗头，他就会轻声告诉自己：恐慌症并不会对生命造成威胁，一会儿就过去了。就这样，他的恐慌症慢慢就治好了。这里特别说一下，如果条件允许，尽量大声告诉自己。如果环境不允许，小声说出来也好。因为说出来时，我们的耳朵会听见，并把信息传递给大脑，大脑就会去处理这段信息。这样，我们的大脑就二次接收并发出这一信号：不用惊慌，慢慢会好起来。

其实，当我们清楚自己的焦虑症究竟是什么类型时，我们很快就能对症下药，解决看起来很可怕的问题。

以毒攻毒，以后再也不怕乘飞机了

我有一位小客人，今年 10 岁。她非常害怕蜘蛛。有很多人都不喜欢蜘蛛，有的也可能害怕蜘蛛，比如，我自己就很害怕蜘蛛、蟑螂这类虫子。但是，我这个客人的害怕程度比较严重。最糟糕的时候，她听到"蜘蛛"两个字就会全身颤抖，还会呕吐，所以她的父母把她送到我这里来，想要解决这个问题。

我会怎么办呢？

首先，我让她自己说出"蜘蛛"这两个字。刚开始她不敢说，也不让我说，我一说她就干呕。后来，慢慢地，她可以不太介意我说这两个字了。然后我就开始和她谈论电影《蜘蛛侠》，进而聊到各种不同类型的蜘蛛。每个阶段刚开始的时候，她都有着非常强烈的生理反应，久而久之，她就感到稍微自在一些了。

这个时候，我开始打印一些蜘蛛的图片让她看。再后来，我就拿出蜘蛛玩具给她，让她去摸。她从最开始吓得浑身发抖、脸色苍白，有好几次在我的办公室里尖叫，到终于可以摸那个蜘蛛玩具，并且可以睁开眼睛看那个蜘蛛玩具了。再到后来，我就拿出真的蜘蛛给她看——虽然我自己也吓得全身发抖。她可能永远都不会想去摸真的蜘蛛，而且看到它的时候也还是会很不舒服，但是那种害怕的程度已经完全回到正常范围内了。

除了这种单一的恐惧症以外，另一种更加影响人们身心健康的，是复杂性恐惧症。什么是复杂性恐惧症呢？比如，一个有密闭空间恐惧症的人，可能同时也有恐高症和恐独症。或者一个儿童，他可能有社交恐惧症，同时也患有无手机恐惧症，也就是害怕离开手机或电脑。

一般而言，恐惧症在 4-8 岁之间开始形成。导致恐惧症的原因有很多，有可能是过去让人感到紧张或害怕的经历、发生了一些吓人的事情。如果父母患有某种恐惧症，孩子也很有可能会有。我的一个客人小的时候每次做错事情，父母就把他关在楼梯间的一个小格子里，里面又黑又小，他连身体都转动不了，从那时候开始他就患上了密闭空间恐惧症，一直到 40 多岁还是害怕密闭空间。

我们的大脑中部有一个杏仁大小的东西，叫杏仁核（Amygdala）。这个东西负责探测危险，当我们感到危险时，它就会以张开的状态来告诉我们的身体，要做出应对危险的反应。比如，你走在路上，看到迎面而来一条龇牙咧嘴的狗，这时你的杏仁核就像雷达一样探测到危险，并传递给大脑信息。你会开始思考：我是现在跑开躲避这条狗呢，还是在地上捡一块石头，准备在它向我发动攻击时扔向它？当然，还有很多时候，你可能会被吓得定在路中间，动都动不了。以上三种情况就是心理学中非常著名的"3F"反应模式：Fight（抗争），Flight（逃跑），Freeze（僵化）。而恐惧症，则是我们大脑中的杏仁核错误地被刺激的结果。

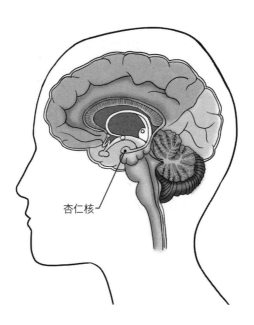

杏仁核

如果恐惧症并不导致过多的麻烦，那么你只需避开这些东西就可以了。比如，害怕蜘蛛的人，避开蜘蛛就可以了。但是有些时候我们害怕的东西是不可避免的，比如，患有密闭空间恐惧症的人，每天上下班要坐地铁，怎么办？我希望你知道，恐惧症是非常容易治疗的。专业的心理咨询师一般会用"震群麻木"的方法来治疗恐惧症，也就是让患者一直暴露在他害怕的东西面前，导致他对之感到麻木，然后就不害怕了。

我在前面提到过，几年前我妈妈的一个朋友找我，她患有非常严重的密闭空间恐惧症，导致上下班只能坐可以开窗的公共汽车，轻轨、地铁则完全不敢坐。后来我见了她 3 次，就把这个恐惧症的问题给她解决了。所以大家要有信心，这是很容易治愈的一个病症。找专业的心理咨询师去做辅导，很容易解决。关于如何判断一个心理咨询师是否专业，我在本书的结语部分特别讲到，大家一定要仔细分辨。找一个不专业的心理咨询师是很可怕的，因为他很有可能会带来二次伤害，让人感到自己的信任被扭曲，从而封闭自己，再也不寻求帮助。

学会这些方法，克服"社恐"

曾经有一个成绩非常优异的中国学生，到美国一所常青藤盟校读研究生。他有严重的社交恐惧症。美国的学校有很多时候需要你站到台前去做公共演讲。有一次他上台去做公共演讲的时候，因为太过焦虑，他不但在台上忘记了自己所有要讲的东西，望着全班同学一个字都说不出来，而且走下台时才发现自己竟然尿湿了裤子。这个经历让他的社交恐惧症更加严重，后来他从那所很好的常青藤盟校退学，换去了另外一所名不见经传的小学校。

怎么解决社交恐惧症呢？

第一，你要知道焦虑是一种对危险的回应，是很正常的生理反应。我们的身体对于所感知到的危险会做出抗争或是逃跑（Fight or Flight）的准备，这些生理反应是对你很有益的。没有合理程度的焦虑，我们很难应对危险。所以下一次，当你开始害怕进入社交场合的时候，告诉自己：这些害怕和紧张是很正常的，几乎每个人都有。你完全不必为此感到羞耻。

第二，要知道焦虑并不等于现实。你可能担心你自己在开会的时候会说错话，然后被人笑，或者所有人都会看出你很紧张，所以你告诉自己，这场会议会很糟糕。但你要提醒自己，这并不见得是一个事实。

曾经有一个高中生在我这儿做辅导，她有严重的社交恐惧症。有一天，她被老师点名回答一个问题，回答错了，所以那天她非常沮丧，觉得全班同学都断定她是个笨蛋。后来当我开始挑战她的这个想法时，她才突然意识到，当时全班同学当中可能有三分之一都在睡觉，根本不知道她回答问题这件事，所以导致她焦虑的想法并不符合事实。

第三，挑战自己的想法。打个比方，你要和一些不认识的人谈工作上的事情，顺便一起吃工作餐。可能你的第一反应是：这太可怕了，我在吃饭的时候都不知道怎么和他们聊天，所有人都会看出来我是多么地焦虑！那么，我建议你换一个比较接近事实的想法，那就是：午餐可能会挺好的，其实我还是挺能说的，也有不少人喜欢我；而且，就算我表现得不好，也不是什么大问题，只要大家把工作做好就可以了。

第四，用深呼吸的方法来调节你的焦虑，同时你可以试着重新定义你的情绪。与其对自己说"我现在很紧张、很焦虑"，不如告诉自己"我现在很兴奋、很激动"。

第五，转移注意力。社交恐惧症患者常常对自己很敏感，你会经常注意到自己心跳加速、手在发抖，并且会在公共场合给自己说的话和行为举止打分，而这些都会增加你的焦虑。因此，我建议你在公共场合时，把注意力放在自己之外的地方，比如，这个环境怎么样、那个人在说什么。融入到和他人的谈话及整个环境中去，而不是把注意力放在自己身上，这样会减轻你的焦虑。

最后，还是那句话，如果可能的话，寻求专业心理咨询师的辅导和帮助，你的社交恐惧症很快就会治好的。

不再每天洗手 100 次

有一位太太，她非常爱干净，在家里制订了严格的规定，避免家人弄乱屋子，并花大量的时间清扫整理。

有一位经理，每天下班之前都要确定所有的文件都摆放在应该的位置上，不能有一点凌乱。

我的一个客人，每次走进我的办公室，如果看到我墙上的画歪了，她一定要站起身来，走过去把画摆正了，再继续辅导。

还有一个人，每次上楼梯都会不自觉地数数，数一数每层楼有几级台阶。

如果你问我：他们有强迫症吗？我的回答是：我不知道。因为背景条件太少，我无法作出判断。

很多心理疾病的诊断都要求达到一定数量的表征条件后才能确诊。比如，抑郁症的病症表现有9条，客人要满足其中至少5条，且包含一个必须条件，才能被确诊。否则不管表征多么强烈，都不能被诊断为抑郁症。

强迫症也是同样的。

强迫症有以下6种症状，你要符合其中4种或以上，才会被诊断为强迫症：

1. 在经历焦虑或压力时，你会有一些重复的、持续性想法、紧迫感，或者是脑海中持续地浮现出一些画面。

2. 患者试图忽略或压抑这些想法、紧迫感或画面，或是用其他的行为来转移。

3. 重复性的行为。比如，洗手、在脑子里重复一个词，或者上楼梯的时候不停地数数，一旦数漏了，马上要回去重新数过。

4. 进行这些行为的目的是减轻焦虑或压力。

5. 这些行为会花费大量的时间，或者导致更加严重的压力和焦虑，并且严重地影响患者的正常社交、工作或生活。

6. 这些病症并不是由其他药物或者是生理现象所造成的。比如，一个人非要用左脚上楼梯，是因为他的右脚受了伤，没有力气上楼梯，那么这种情况我们肯定就不能把它算作强迫症了。

以上的 6 条里面，要符合 4 条或以上才叫真正的强迫症。所以千万不要动不动就给自己贴个"强迫症"的标签。当然，在很多时候，你可能会发现自己好像符合其中的 3 条，也就是说离确诊强迫症也不远了。又或者，你可能只有其中一两个症状，但是这个症状非常明显、非常强烈，甚至的确已经影响了你的工作和生活，那又该怎么办呢？

首先，你一定要知道，强迫症的行为是情绪焦虑的结果，所以强迫症和情绪有关，和行为本身没有关系。当你发现自己有一些强迫性行为的时候，你就一定要去探索这个行为背后的情绪是什么。也就是说，究竟是怎样的压力和焦虑导致你有了这些行为。

一般而言，强迫症都和控制有关。当你极度想要控制一些情况，却发现事情并不是完全受控的情况下，你就会倾向于通过一些重复性、可控性的行为来减缓这种失控的焦虑。然而很重要的是，这些行为并不能够解决你的焦虑问题。

那么，我们要怎么做才能解决强迫症的问题呢？

首先，要察觉自己在什么情况下会开始产生强迫性行为。一般来讲，强迫症患者做这些行为都已经变得自然而然了，这就导致我们其实并不太会去想行为背后的"为什么"，而是完全顺着习惯就开始做了。现在，你需要有一个自我觉察（Self-Awareness）。也就是说，在你从开始感到焦虑，到你实际上出现强迫性行为，这个中间是有一个过程的。现在对于你来讲，这个过程可能是一秒钟，甚至半秒钟，非常短暂，你可能完全意识不到。你要做的，就是把这个过程给拉长、放慢，就像电影里面的慢镜头一样。这样，你就有时间在这个过程当中去中止接下来要发生的行为。

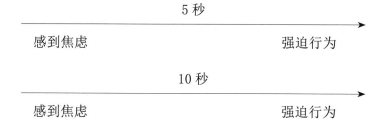

其次，你要不断地提醒自己，接下来你要做的这个事情并不会真正缓解你的焦虑情绪，以此来挑战自己行为背后的认知。比如，你总觉得外面很脏，你想要不停地洗手，那么你要告诉自己，洗手这个行为并不会让你觉得自己干净。逻辑上来讲，如果你觉得自己干净了，那么你就不会一直想洗手，但事实上你一直不停地重复洗手，这就证明你并没有觉得自己干净。

接下来，千万不要试着强制性地压抑自己对这个强迫性行为的冲动，因为这样只会让你更想去做。从专业角度来说，代替比压制效果更好。也就是说，你要找一个健康的行为来替换这种不健康的强迫性行为。比如，你又想要不停地洗手，你告诉自己洗手其实并不会解决你觉得自己变脏了的问题，然后你可以选择用纸巾擦手，或是拍一拍自己的手这种激烈程度不那么高的行为，来代替洗手的行为。

我曾经有个强迫症客人，他是一个医生，总感觉自己的手不干净，所以拼命洗手，而且是用刷子来刷手，手上的皮肤都被刷烂了，他还是停不下来。后来我们商量，每次想刷手时，他就搓自己的双手 20 次。最开始非常困难，有时候他还是忍不住，故态复萌。但经过一段时间的反复训练，他有效地控制住了自己的强迫性行为。

最后，你还要想一些方法来帮助自己停止强迫性行为。还记得在第二章里讲到的那位强迫症先生吗？那位太太对先生下了最后通牒，如果不见心理咨询师，就去见离婚律师。先生被逼无奈，到了我这里（顺便说一句，多么好的太太啊！有时候太太逼你，和你争吵，不依不饶，让你感到痛苦，恰恰是太太对你最大的关心）。他的强迫性行为就是，出门前非要把家里面所有的东西都检查一遍，而且开车开到一半，一定会觉得自己没有关好门或者车库，因此要返回家中全部重新检查一次。

我最开始的建议是，让这个先生每次检查门锁的时候，就用手机拍下来，比如，在锁门或者关车库的时候，就录一段视频来证明他自己已经锁了门、关了车库。这样他以后走在路上，如果突然觉得自己没有关门，就可以把手机拿出来查看视频。慢慢地，我就建议他把检查的这个工作交给太太去做，让太太拍照、录像，循序渐进地帮他戒断这些强迫性行为。而当他的太太在做这些检查工作的时候，他就带着孩子到小区里去散步。他用这种更为健康的行为来替代之前的强迫性行为，从而转移自己心里面的焦虑。

一开始的时候，这个先生很难放手，但是好在他的太太非常坚决，经常拿出离婚协议书来给他看一看。慢慢地，这个先生也就被逼着、推着改了过来。这个过程大约花了一年时间。

走出创伤后应激症

我曾经有过一个客人，她在和先生外出旅游时，亲眼看见先生掉进海里淹死，留下她和 4 岁大的女儿。接下来的两年里，为了生存下来，她疲劳奔波地赚钱，完全没有任何创伤后应激症的症状。终于，她的经济状况稳定了下来，生活又重新步入正轨。可就在这个时候，她开始每天做噩梦，梦到她的丈夫掉入海里被卷走的那一幕。同时，她的情绪也变得极度焦虑、易怒，经常在公司开会期间，眼前就突然呈现出他先生落水的最后一幕，然后她就崩溃了。她也因此感到既害怕又伤心。

像这样悲痛而绝望的经历所导致的创伤后应激症，难道要伴随我们一生，让我们的余生都在噩梦和恐惧的二次伤害中度过吗？不是的。创伤后应激症虽然时常让人感到无能为力，并且痛苦无比，却并非无法可治。在过去的临床经验中，我曾多次帮助患有严重创伤后应激症的客人彻底摆脱其伤害。

首先，要挑战自己那种无能为力的感觉。从创伤后应激症里走出来，是一个循序渐进的过程。你对于创伤事件的记忆不会在一夜之间就消失，很有可能永远都不会消失。这些记忆会持续性地给你造成无能为力的受伤感觉。然而，从无能为力的感觉中走出来，是战胜创伤后应激症的关键。所以，你需要不停地提醒自己，你有能力和应对技巧，让你从这段艰难的经历当中走出来。有一个很好的方法就是你可以开始去帮助其他的人，比如，献血、做义工、帮助你身边有需要的朋友等。这些积极正面的行为，会直接挑战创伤后应激症造成的无力感。

第二，坚持运动。运动可以帮助到神经系统，将你从被卡住的那段记忆当中解放出来。特别是那些需要用到你的双臂和双腿的运动，比如，攀岩、拳击、爬山、武术等。我曾经有过一个客人是退役军人，他有非常严重的创伤后应激症。在他最糟糕的时候，他就是靠着大量的运动迅速稳定了病情。有时候他会花五六个小时做各种运动。当然，运动并不能根治创伤后应激症，只能暂时缓解症状。你还是需要专业的帮助。

第三，要向外寻求帮助。很多时候，创伤后应激症会让你觉得和其他人断开了联系。你有可能会想要逃离社交活动，甚至是想跟那些爱你的人分开。但是，恰恰在这个时候，你特别需要和朋友家人联系起来。你不必对他们说具体发生了什么事情，但你可以去感受他们对你的照顾、支持和陪伴，这些对你战胜这个疾病非常重要。我建议你去找那些你信得过的并且安全的人聊。

什么叫"安全的人"呢？有两个条件：第一，他们不会把你的倾诉当成八卦新闻到处去讲给别人听。第二，这些人也不会评论你的情绪，甚至试图改变你的情绪。他们不会说："哎呀，不要想这些事情了，我们想一点开心的！"他也不会对你说："好了，好了，翻篇儿吧，不要再说这个事情了，说了有什么用嘛！"他更不会说："哎呀，你这个人真是矫情，这个事情都过去这么久了，你怎么还过不去呢？"说类似这种话的人都不是安全的人。

你身边需要有 3-7 个"安全的朋友"。这几个朋友彼此之间不需要认识，但是他们每个都是在你最无助、最需要倾诉、最需要支持的时候，可以随时拨打电话倾诉的人。

我带领的线上团体辅导也证实了彼此联结的重要性。在团体辅导里，大家彼此支持，彼此分享自己的软弱，成员们感受到了在任何地方都感受不到的安全。他们遇到什么事，第一个想到的就是到我们的团体里来分享，并且在团体辅导里感受到无条件的接纳。还有一个成员说，他在团体里得到的安全感比在家里的都多。

如果你没有这样的朋友，你也可以告诉身边亲近的人。比如，你的配偶、知己，你可以直接告诉他们："我现在需要你的帮助，但是我不需要你试图改变我的情绪，不需要你告诉我该怎么想、该怎么做，我只需要你倾听，并体会我的这些感受。"你可以跟他们直截了当地说。

如果身边的亲人和朋友都不安全，那么我鼓励你向外寻找。你可以观察一些年长的朋友、信任的同事或敬重的领导（注意，一对一的情况下应是同性），先邀请他们一起喝咖啡（当然奶茶也可以），或在工作时间共进午餐，慢慢了解对方。当你发现对方是安全的，你就有了一个安全朋友。

第四，要建立健康的生活习惯。抽时间出去放松、深呼吸或者按摩，这些会让你的身体放松下来。当然，要尽量保持充足的睡眠，因为睡眠不足会让你变得更加易怒、暴躁和情绪化。

第五，这一点非常重要：切记，一定要避开酒精和毒品，

包括其他会令人上瘾的事物，比如，电子游戏、网络色情等。这些有可能快速麻痹你的情绪，好像很快能够让你觉得舒服一点。很多人在经历创伤后应激症的时候，会试图用这些东西来放松和麻痹自己。但是从长远的角度来讲，这些东西只会让你感到自己更糟糕。我认识一个人，他就选择去吸毒来对抗难熬的情绪，每次欲仙欲醉的感觉都会让他迅速忘记过去发生在他身上的悲剧。他不需要花时间和金钱去见心理咨询师，不需要挑战自己去做一些困难的改变，只要每次用上那么一点毒品，就可以立即得到他想要的放松和释怀。可是随着他越来越上瘾，每次需要的毒品用量也越来越大，结果有一次不小心，吸毒过量致死，年仅 31 岁。

最后，我建议大家一定去寻求专业的心理辅导。如果你想麻痹自己，或者试着压抑那些糟糕的情绪、不去想它们，那么最后你的创伤后应激症可能会变得更加糟糕。因为它不知道哪一天就要跳出来骚扰你，你永远无法完全逃避自己的情绪。然而，受过系统、专业训练的心理咨询师，会帮助你大大地缩短创伤后应激症的康复时间，减弱这些症状给你带来的困扰。所以，我非常建议大家去寻求专业人士的帮助。

第五章 日常情绪，日常处理

在第一部分中，我们分别讲到了不同类型的焦虑症分别有哪些表现方式以及症状表征。很多读者可能会提出这样的疑问："吉祥老师，你讲的这么多种焦虑症的类型，我觉得自己好像都有点儿，但是每一个都没有那么严重。我的焦虑好像是那种持续的、慢性的焦虑。每天都有一些不同的症状，但又不完全符合前面所说的任何一种焦虑症的症状。唯一可以肯定的是，我的确感受到了焦虑。那么，我到底有没有焦虑症？如果有，我要怎么做才能化解这些焦虑呢？"

这种"每种焦虑症症状都有点，但都不完全符合"的情况，往往是慢性焦虑症的表征。焦虑就好像餐厅里的背景音乐，在我们的生活中若隐若现，但只要我们停下来仔细感受，就会发现它其实时刻存在。让我们在日复一日的生活中如芒在背，如鲠在喉。

其实，很多小技巧是我们在日常生活中可以随时使用的，无论在公司、餐厅、学校还是飞机上都可以。并且，这些方法都是经过临床试验证明对焦虑症患者有效的。在这一章里我会详细解释这些方法，让你能照着去练习。

错误的呼吸方法让人更焦虑

处于焦虑状态的时候，我们的呼吸会不自觉地呈现一种非正常的状态，变得很浅、很短促。呼吸法就是通过深呼吸，让更多的氧气进入我们的大脑和身体，刺激大脑中负责帮助我们平静下来的副交感神经系统，从而让焦虑减退。

你会深呼吸吗？你的深呼吸是怎么做的呢？是不是嘴巴张大，用尽全身力气深深地吸一口气，你的身体、胸部和头也随之抬高，然后，随着吐气，身体再放低，回到原来的姿势？其实，这样的深呼吸是完全错误的，不但不会给我们的身体带来更多的氧气，帮助我们平静下来，反而会让我们的肌肉随着身体的起伏变得紧张，整个人变得更加焦虑。

那么，究竟怎样做才是正确的深呼吸方法呢？

你应该见过小婴儿的呼吸。婴儿呼吸的时候，他们的肚子会随着呼吸而起伏。这就是深呼吸的正确方法。

现在，请你用一只手按着胸部，另一只手按着腹部，开始深呼吸。要确保按着胸部的那只手在深呼吸的过程中是不会动的，如果你发现那只手动了，就说明你的胸部在随着深呼吸而起伏，这是错误的呼吸方法。同时，要确保按着腹部的那只手在深呼吸的过程中是会随着呼吸而动的——当你吸气的时候，腹部就鼓起来，当你呼气的时候，腹部就跟着瘪下去。

进行深呼吸的另外一个重要技巧，就是我们的呼吸要慢且深。吸气和呼气，都至少要持续 5 秒。

刚开始做深呼吸练习的时候，你可能会很不习惯，感觉很不自然。没关系，这是正常现象，你只需要持续按照这样的方式去练习，熟能生巧，很快你就可以在坐着、站着、躺着甚至走着的时候轻松自如地做深呼吸，别人甚至不会注意到。

指认法：熟悉自己的情绪

指认法在英文中叫作"Name it to tame it"（命名它来驯服它），具体做法就是对你自己大声说出你当下正在经历的负面情绪，例如，"我现在非常着急""我现在非常嫉妒"，或者"我现在很焦虑"，等等。

当你大声说出这个情绪的时候，你的耳朵听见这个声音，把信息传送给大脑，大脑自然会开始处理它所接收到的信息。所谓"不识庐山真面目，只缘身在此山中"，指认情绪会帮助我们和这个情绪拉开距离，从一个外人的角度去看自己和自己的情绪，从而帮助我们实现对情绪的控制。

　　两年前，我有一个焦虑症客人，是一位 40 多岁的女性。有一次，她的焦虑症状非常严重，严重到在我的办公室都无法坐下来好好说话，必须不停地走动。这个时候我就拿出一个"情绪轮"（参见下图），上面有三个情绪阶梯，标示了很多种不同的情绪。我发现，当那个客人从底层开始指认她的情绪时，她整个人就安静了下来，当她指认到最后一层情绪时，她就不再焦躁地走动，而是坐在了沙发上。

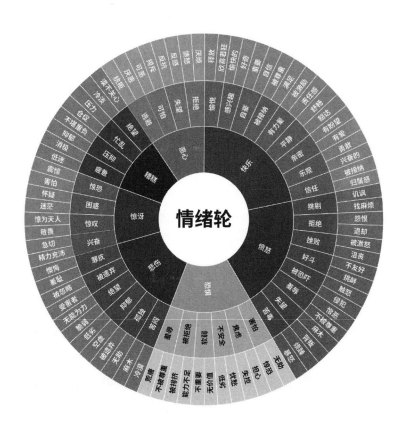

接受法：爱上不完美的自己

很多时候，当我们发现自己有焦虑、愤怒、生气、沮丧等负面情绪时，我们的第一反应就是否认自己的情绪。因为我们觉得，如果承认自己有这样的情绪，就等于承认自己的软弱，就等于承认"我输了"或是"我错了"。很多人在讲到情绪疾病时都有很强的羞耻感。如果是因为身体不好去看医生，大家不会觉得有问题，可是情绪不好需要看医生的时候，我们都会感到非常羞愧。其实这是一种不健康的现象。

根据我自己的观察，在我的美国客人当中，社会地位越高、家庭经济条件越好、受教育程度越高的客人，越倾向于介绍他们的朋友来我这里做心理辅导。也就是说，他们愿意告诉自己的朋友，并且是很骄傲地让朋友知道他们在做心理辅导，因为这意味着他们不单单能够照顾自己的身体，并且已经有能力来照顾自己的情绪。

而我们中国人不一样，我们觉得有负面情绪是不正常的、不健康的，所以我们急于否认自己的负面情绪。我们从小到大也是这样被教育的。孩子一哭，父母就说："不要哭！不要哭！"孩子一不高兴，我们就在想，怎么做可以让孩子更高兴一点。

有一次，我在美国教育部做了一场关于儿童心理和亲子教育的演讲。其中一个爸爸向我提问，说他准备了很多不同表情的面孔给自己的孩子看，有高兴的脸、生气的脸、伤心的脸、兴奋的脸等。他经常对孩子说："亲爱的，你现在是哪一个脸呢？"如果孩子指认伤心的脸或者是生气的脸，他就会指着高兴的脸问孩子："我们怎么做才可以把你变成这个脸呢？"这个爸爸想知道，这样的方法对不对。我当时就问他："为什么你要试着改变自己孩子的情绪？为什么他不可以生气，不可以伤心？这些情绪不是很正常的吗？如果你的孩子是一个只知道快乐，而从没有任何负面情绪的人，你会觉得这个孩子正常吗？"

在这里，我要鼓励你，骄傲地接受自己的所有情绪。因为你无法控制一个你不承认存在的东西。只有当你不再站在自己情绪的对立面时，你才能够接纳自己，从而掌控情绪。说"我现在觉得非常无能为力"或者"我很沮丧"，又怎么样呢？

另外，也可以把一些负面的行为和负面情绪分开看待。比如，你可以对自己说："我刚才摔了门，是因为我极度烦躁。摔门不好，但极度烦躁没什么问题。"

我在做辅导时，很重要的一个环节就是帮助客人把自己和"问题"分开。很多客人会认为自己就是问题。比如，一个经常生气的客人会说："唉，我就是这么暴躁的一个人。"然后，他试图改变自己。可是，一个不喜欢自己的人是很难改变自己的，因为我们的内驱力不够。当一个人认为自己不够好而因此想要改变自己时，改变的力量其实是很有限的。然而，当我们把"自己"和"问题"分开时，情况就发生变化了。"唉，我这个人，很容易出现暴躁的行为。"把上面两句话都试着说一下，是不是后面一种让你觉得对自己更有希望？

焦虑阶梯：顺着阶梯往下爬，走出焦虑

我们先来看一张图。

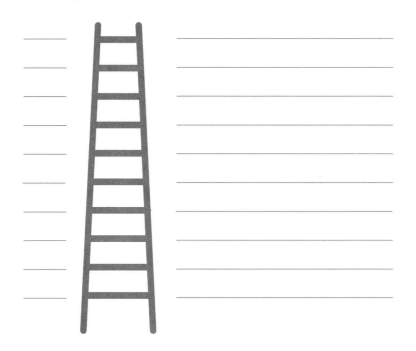

这是一个很有趣的东西，可以帮助我们从焦虑的想象当中，回归到每天发生的现实情况中，通过调整我们对未知的想象来减轻焦虑。

现在，请你在这个梯子的每一级阶梯上面标一个数字，最底下一层是阶梯 1，然后往上是 2、3、4……依此类推，最上面一层是阶梯 10。

然后，请你在梯子的左边标出每一级的焦虑程度。1、2、3 属于"紧张"，4、5、6、7 属于"感到压力"，8、9 就属于"崩溃"，到阶梯 10 就是最糟糕的情况——"生死攸关"。

在梯子的右边，请你按照每个不同的焦虑程度写下相对应的事情。每一级阶梯大概是要写哪一些内容呢？

在第一和第二阶梯的时候，你要写下会让你产生心跳有点加速、身体开始紧绷、想上厕所等反应的事情。

在第三和第四阶梯，写下那些会让你从紧张慢慢开始感到有压力、胃痛、肌肉紧绷等这类的事情。要注意的是，有的时候你自己可能察觉不到自己肌肉紧绷，这种情况下，你可能会脸红、呼吸急促、手不自觉地握成拳。

到第五阶梯，写下那些可能会让你感到呼吸困难的事情。这时候，你有可能会听到自己的心跳变得非常快，胃有一种扭曲的感觉，也有可能会胃痛难忍，胸口开始感到有一些压力，注意力很难集中，食欲和睡眠状况开始受影响。

在第六和第七阶梯，写下那些让你呼吸更加困难、全身发抖、胸口感到很沉重甚至疼痛（好像有很重的东西压在胸口）

的事情。你还可能会因为这些事情感到头痛、头晕，出现那种好像脱离了自己的身体的感觉，也可能出现耳鸣、触觉变得异常敏感（或者迟钝）、肌肉抽搐、频繁上洗手间等情况。

在第八和第九阶梯，写下会让你出现恐慌症症状的事情。想想看，发生哪些事情会让你有这么强烈的反应——心脏剧烈跳动、出冷汗、全身发抖、呼吸急促困难，感觉喉咙好像被人掐住了一样，胸口疼痛、恶心反胃、头昏眼花，感觉自己快要死了，身体有可能感到麻木，觉得很冷或者是很燥热。

在最后一个阶梯，你要写下那些关乎生死的状况。

我们用社交恐惧症患者来举例说明这个情绪阶梯的使用方法。假设一个人有社交恐惧症，在第一阶梯，也就是最轻微的级别，他写下的事情有可能就是每天走进办公室。第二阶梯可能是路过同事的办公桌。第三阶梯可能是和熟悉的同事打招呼。第五阶梯可能是参加公司团建。第七阶梯可能是接待远道而来的合作伙伴。第八阶梯可能是当着公司很多人的面摔了一跤。到第九阶梯可能就是需要在公司全体人员面前，单独做一次汇报演讲。第十阶梯，可能会是空白，因为这一阶梯是留给威胁生命安全事件的，所以可以不写。

当你把很多的事情以这样阶梯的方式写出来的时候，你就有了一个心理学上称为"焦虑指标"的东西。为什么这样写出来，就会有效缓解焦虑呢？因为很多时候我们的焦虑来自我们的想象。我们总是把还没有发生的事情想象得很糟糕，感觉好像世界末日降临。所以，当用生活中每天都有可能发生的事情，来替换那些想象的时候，我们就有了一个可遵循的标准，来评估我们的焦虑情绪。这个阶梯会帮助很多焦虑的人正确评估事实，并对当下的情况做出一个相对符合实际的情绪反应。

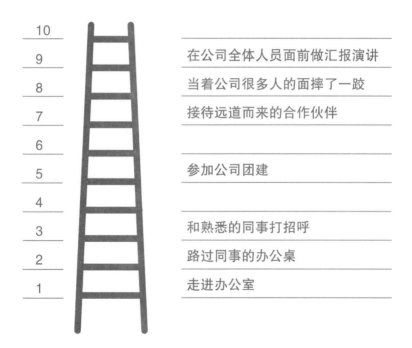

10	
9	在公司全体人员面前做汇报演讲
8	当着公司很多人的面摔了一跤
7	接待远道而来的合作伙伴
6	
5	参加公司团建
4	
3	和熟悉的同事打招呼
2	路过同事的办公桌
1	走进办公室

很多焦虑症患者在做了这个焦虑阶梯之后就会发现，生活中大部分真实事件都处在第三到第六阶梯之间，偶尔会到第七或第八。而在没有做这个焦虑阶梯之前，他们的情绪反应却往

往是在第六到第十阶梯之间，也就是事实本身和人的情绪反应之间是不对称的。

我有一个客人对别人的评价非常在意，所以，当有一个人不赞同他或是不认可他的观点时，他往往就会出现恐慌症的症状，反应非常强烈。然而在填写这个焦虑阶梯时，他发现别人的不认可应该是在第三、第四阶梯。当他看到这个阶梯级别旁边写着"紧张""感到压力"的时候，他就明白，有人不认可他的时候，他的反应大概是开始感到有压力、胃可能有点不舒服等比较轻微的焦虑症状。因此，他的焦虑情绪后来一直控制在第三至第五阶梯之间。

大脑对话：自我暗示的力量

我们每个人每一天都会对自己说很多话，在心理学的"行话"里面，这叫作"大脑对话"（Brain Chat）。虽然说是"对话"，但这种对话不见得都是以语言的形式说出来的，也有可能只是我们脑子里面的一些想法，或者是潜意识里的一些我们不自知、不注意的东西。大脑对话无时无刻不在给我们自己发送各种信息，有积极正面的信息，有消极负面的信息，也有一些中立的信息。

积极的信息包括自我肯定式的陈述，比如，"你会做这个""你没问题的"，或者"哇！你刚才好聪明啊"，等等。

中立的信息包括提醒自己带把雨伞，或者待会儿记得把那封电子邮件发出去，诸如此类。

负面的信息则包括那些消极的、很不健康的信息，比如，感觉自己是笨蛋、很丢脸，或者总感觉有一些很糟糕的事情会发生，又或者不管自己多努力都永远不可能达到目标，等等。这些负面信息无论以哪种形式被表达出来，都毫无疑问会让你的思维受到限制，让你更加紧张、担忧、情绪化，感到挫败、失控和焦虑。

当我们感到焦虑时，我们倾向于把周遭的人和身边经历的事想象成会带来威胁和伤害的，因为这样会帮助我们为最坏、最危险的状况作好准备。打个比方，你在路上看到一条大狗，这时候你的"大脑对话"可能会对你说："危险！小心！这条狗这么大，它随时有可能会冲上来咬你。"

现在，我们要来学习一个缓解焦虑的方法，有点像我们平常说的"以毒攻毒"——既然我们对自己说的话能够让我们感到焦虑，那么我们就用同样的方式来缓解自己的焦虑。还是用刚才那条大狗做比喻，当意识到你在对自己说"危险！小心！这条狗要来咬你了"的时候，你就开始"大脑对话"了。这个时候你要站在自己的对立面，来挑战你对自己讲的话。

第一种对话方式叫作"确认事实"。

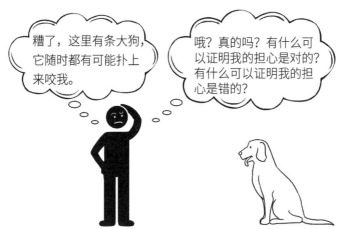

你还可以这样问：我现在的这个想法是有事实根据呢，还是只是我自己的感受？这样的对话会帮助你分清事实和你自己的想象，从而减轻焦虑。

第二种对话方式叫作"对朋友说"。

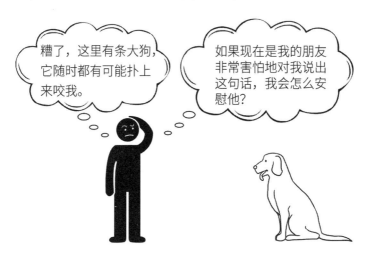

以第三人称身份来和自己对话时，我们会跳出那种焦虑的情绪，大脑更容易平静下来，理性地思考所面临的情况。

第三种对话方式叫作"朋友会怎么说"。

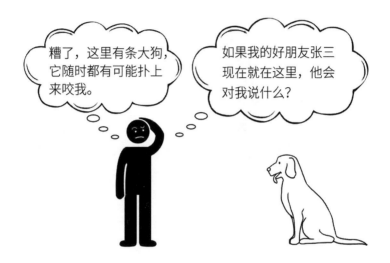

这个时候，你想象的那个朋友一般都是比较乐观、积极的人，他会帮助你的大脑脱离目前的紧张，而被带入到你朋友的那个更加轻松的思维模式里去，从而带你走出焦虑。比如，张三可能说："这种狗一般训练有素，除非主人指挥，否则不会乱动的，只是看着吓人而已。"

第四种对话方式叫作"质疑法"。 顾名思义，就是质疑自己对自己说的话。

通过质疑自己的问题，你可以用否定的答案来缓解自己的焦虑。因为对这样的问题，一般来说你的答案都是："不敢。"

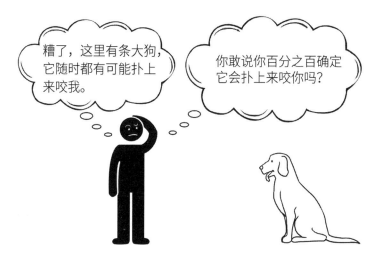

　　第五种对话方式叫作"过去经历法"。意思是通过自己在过去类似情况下的经历，来反驳内心那些让你感到害怕和焦虑的声音。

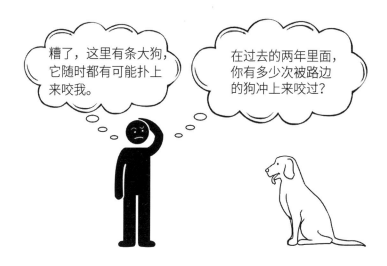

回答完这个问题你会发现自己真的有点太紧张了，因为一般这个问题的答案都是"从来没有过"或者"只有一次"。

第六种对话方式是"反问自己"。"有那么重要吗？""真的这么可怕吗？"

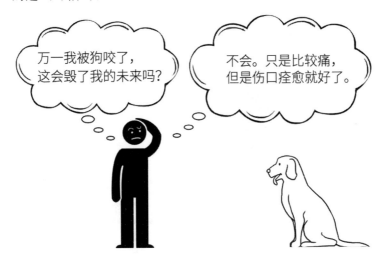

第七种对话方式是"问问自己"。"最糟糕的情况会是什么？"当你把最糟糕的情况列举出来时，你会发现，其实最糟糕的情况也不过如此，并不代表着世界末日的到来。

接下来你还可以问自己这样一些问题：我是不是把"可能会"和"肯定会"搞混淆了？这是世界末日降临般的恐怖事件，还是只会带来一时的麻烦而已？这些问题，都会大大降低你的焦虑程度。本来感觉到焦虑得快要爆炸了，但是回答了自己的这些问题后，可能就觉得只是有一点紧张罢了。

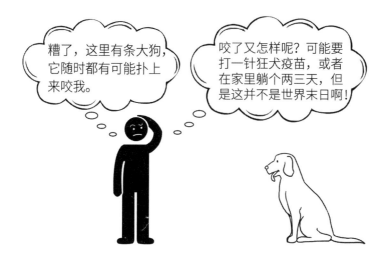

在你感到焦虑或害怕时，你还可以对自己说这些话来让自己平静下去：

"如果我开始焦虑，我可以使用呼吸法来帮助自己平静。"

"没有人知道我感到焦虑，我只需要尽最大努力就好了。"

"这个状况我以前遇到过，我有经验去处理它。"

"我的焦虑并不会持续太久的，过一会儿就好了。"

这些对自己说的话都可以迅速地帮助你平静下来，抑制你的焦虑情绪。

这些日常小动作，让焦虑减少一半

为自己的日常生活设立一个框架，能帮助我们更好地控制焦虑情绪。这并不是说你要给自己制订一个时间表，每天按照这个时间表来生活。因为我们都知道，成年人的生活是充满了意外的，所以制订时间表不太现实。就算你制订了，也很有可能根本做不到。

然而，给自己定一个大概的框架是完全可行的。例如：星期一要花一个小时健身；星期二要花一个小时自己独处；星期三要留出和孩子约会的时间；星期四花一个小时处理家里的琐事，比如，交房租、水电费，搞清楚孩子课外活动的各种信息，等等；星期五和先生约会；星期六打扫卫生；星期天买菜。

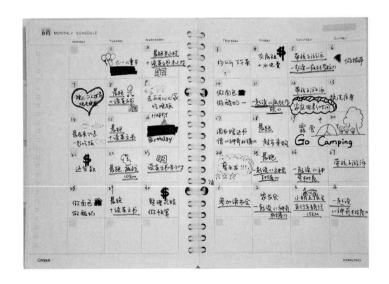

当然，这只是一个例子。你肯定要根据你们家的生活习惯和需要，来设定一个大的框架。特别要说明的是，你一定要给自己留出时间来焦虑。

为什么呢？焦虑的人感觉自己无时无刻不在焦虑，因为每当你想到一个事情，你就开始焦虑，这边还没焦虑完，另外一个事情又浮现在你的脑海里面，你又开始焦虑，很多事情叠加在一起，感觉没完没了，让你喘不过气来。如果你给自己设定一个时间来焦虑的话，那么你可以在平时感到焦虑的时候，把这些让你感到焦虑的事情写在一张纸上，或记录在手机 App 上，告诉自己你会花时间专门处理这些事。

比如，你发现女儿和一个坏男孩早恋，与其时时刻刻焦虑她是不是在和他发微信、通电话甚至逃课见面，搞得你心神不宁、脾气暴躁，不如在纸上写下：女儿是不是在被他影响，被他带坏了？然后，继续你手头的工作。等到了你给自己安排的焦虑时间，再去想要怎么处理这件事。这样，你就给自己清理出了很多日常的"不焦虑时间"，在日常生活中会因此感到轻松很多。

此外，运动也可以帮助我们缓解焦虑。很多人都知道运动对身体很好，但不知道持续性的、有规律的运动能够帮助降低我们的焦虑水平，特别是那些有氧运动，比如，慢跑、游泳、散步等，这些运动会降低你的"当前性焦虑"（State anxiety）和"习惯性焦虑"（Trait anxiety）。心理学研究证明，每次 20 分钟以上的运动，只要持续去做，就能够在一定程度上帮助我们控制焦虑情绪。

还有一个生活方式需要改变：控制咖啡因的摄入。有焦虑症的患者往往很喜欢喝咖啡或者喝茶。为什么呢？因为他们的睡眠往往不好，白天工作的时候需要大量的咖啡因来提神。但是研究表明，咖啡因加快激活自动神经系统。自动神经系统的功能之一是让人感到不安全并提高警觉，并且迅速决定自己需要进入"战斗还是逃跑"的状态。所以，如果咖啡因摄入得太多，你的神经整天就处于一种很紧张、很警觉的状态，这会让你感到更加不放松、更加焦虑。

我并不是说你要完全戒掉咖啡或者茶，但是要注意你每天喝了多少。我曾经有过一个客人，他从事的是一个高强度的职业，需要注意力高度集中，而他的焦虑症也因此非常严重，所以他每天要喝 4 杯左右的咖啡来提神。后来在我的建议下，他慢慢降低咖啡因的摄入，从 3 杯、2 杯，到后来控制在每天一杯咖啡。结果他发现自己没有那么焦虑了，晚上睡得更好，白天更能够集中精力来工作，也就更少依赖咖啡，就这样形成一种良性循环。

很多时候，我们想要控制自己的生活，因为失去控制的感觉会让我们感到软弱和不安全。其实，我们生活中 60%-80% 的事情都在控制之外，大到国家政策、整体经济环境，小到孩子的成绩、父母的身体健康等，哪里出一点问题，都可以轻而易举地打乱我们的生活。所以，失控其实是一种常态，只不过这种常态被很多人拒绝和否认，因为我们听到"失控"两个字就不舒服，特别是事关配偶和孩子。可是，如果你一直想要控制自己周围的人和事，不但不可能，还会对你自己和家人的情绪造成严重的伤害。

因此，我建议你在日常生活中试着做一些在你控制之外的事情，让自己习惯并学习接受这种不受控制的感觉。比如，开车去公司的路上，换一条新的路线走，你有可能走错，有可能会迟到；或者去外面吃饭的时候，去一家你从来没有吃过的餐厅，尝试一些新鲜的、平时不怎么吃的菜，有可能最后你会发现这些菜很难吃；总之，你越多地允许自己去经历这些不确定事件，就越会对"失控"的感觉产生一种耐抗性。

我有很多焦虑症的客人，每天把自己的生活控制得一丝不苟，却仍然焦虑不安，可是当他们开始尝试去做一些不在自己控制范围内的事情时，他们的焦虑反而大大降低了。其实，并不是他们的生活发生了任何改变，而是他们对于"失控"的敏感度下降了，变得更能够接受了。

最后一点就是，你在生活中要帮助别人和接受帮助。帮助别人，做一些善意的事，哪怕是很小的事情，都会让你获得一种不是通过竞争或完美的行为而得到的满足感，这种满足感往往可以持续很久。

接受别人的帮助对于完美主义者而言是相当困难的一件事情，因为他们往往把接受帮助和软弱无能等同起来。其实，接受帮助能让我们感受到周围传递的善意和恩典，当你感受到被爱、被支持时，你就不再需要凡事都自己扛起来，焦虑自然就降低了许多。

中国有句古话：各人自扫门前雪，莫管他人瓦上霜。我们从小被教育"别管闲事"，大环境使很多人下意识地认为自己还没有帮助别人的能力，认为自己不够成功，没有"资格"去帮助别人。而更多的人，则是不敢去帮助别人，因为实在是听过甚至亲身经历过太多帮助别人却发现被骗，或是被反咬一口的故事。"生病众筹的骗局""贫困学生收不到钱大骂捐助人的新闻""马路上扶起摔倒的老人却被家属索要医药费的报道"……这些可悲的经历让这个社会充满了冷漠的气息，人人自危，对帮助别人条件反射式地持拒绝态度。这样的环境，让我们的帮助变得很可悲——要么是被所谓的责任义务捆绑，心不甘、情不愿，可是也得帮；要么就是不闻不问，各顾各家。这样的结果就是，我们一方面没有自我界限，牺牲自己的感受；另一方面，又超级自我中心，最后让自己更加焦虑。然而，正因为如此，我们更需要向他人释放善意。

其实，帮助别人可以有很多形式。你可以在走进商场时为下一个进来的人扶住门，可以递一张纸巾给躲在街角痛哭的男人，也可以给扫街的环卫工人买一瓶水。

　　我到美国第一年时，最大的发现就是美国人很喜欢"多管闲事"。不论是有钱人，还是经济条件一般的人，都好像随时准备好要帮助别人一样。有一次开车时，我突然不太舒服，便把车子停在路边休息，短短 10 分钟不到的时间里，有 3 辆车停下来询问我是否需要帮助，并停在一旁，等到我恢复过来才离开。在很多关键时刻，我都经历过教授、导师、邻居、同事甚至陌生人不遗余力的帮助，他们为了帮助我花了很多时间和精力。后来，我问他们为什么在这么繁忙的生活中要帮助别人，他们的回答几乎都是："因为帮助别人时，我获得幸福。因为我知道，有一个生命因为我今天所做的而变得更好。"

第六章 拔出焦虑的"根"

前面几章讲的都是如何使用一些特殊的方法和技巧来解决自己的焦虑情绪，比如，焦虑阶梯、呼吸法、不给自己贴负面标签、挑战自己的思维模式、建立界限，等等。

但是，导致焦虑情绪的，还有一些更加深层的原因，比如，幼年时的伤害（如童年性侵），比如，原生家庭带来的性格上的影响（如完美主义、讨好型人格），也包括后天的不良习惯（如上瘾）等。

在这一章里，我们要来处理这些更深层面的问题。

拒绝完美

我们在第三章谈到产生焦虑的原因时，首先就讲到完美主义。现在，我们已经了解完美主义如何对人进行"洗脑"、令人趋之若鹜，最后让人陷入焦虑的陷阱而不自知。如果你发现自己是一个完美主义者，或者有完美主义倾向，要怎么办呢？

首先，要制订一个可实现的目标。有一个可实现的目标，你就会限制自己花更多的精力在那些不可能完成的事情上面。

其次，挑战自己内心的那些自我批评的声音。当你因为没有达到完美的目标而批评自己的时候，停下来想一想：这个结果真的是不好的吗？我的那个完美目标真的现实吗？同时，你要敞开心扉，接纳别人的称赞。因为完美主义者在没有达到自己所设定的那个标准时，是很难接受别人的称赞的。

接着，主动去尝试一些看起来很冒险，但是能够打破完美主义枷锁的事情。举个例子，我上大学的时候一直是一个全 A 学生，但我慢慢发现，拿 A 变成了我的枷锁，我因为全 A 的成绩变成了一个完美主义者，因此牺牲了很多和同学交往、互动的时间，以及参与社会服务的机会，把大量的时间花在功课上，只为了做到完美。后来，我做了一个决定，在期末的时候，我故意不交一篇研究报告，这样我的成绩就变成了 B。一旦有了这个 B，我就再也不是那个全 A 学生了。就这样，我打破了完美主义的枷锁，获得了真正的自由。

衷心希望有一天你能够卸下完美的面具，成为一个享受不完美的自己、享受真实自由的人。

不再讨好

那是一个夏天的傍晚，我参加一群新认识的朋友的聚会。我们围坐成一个圈，讨论完当天的主题后，主人在厨房准备点心，而我们则三三两两地聚在一起聊天。我作为这个团体里最新的成员，正开心地和坐在我身边的金发美女汉娜聊着她的家乡得克萨斯。这时候，对面的一个金发女孩走到我面前，在我还没反应过来时，就用刺耳的声音对我说："你叫吉祥吧？我只是想告诉你，我非常不喜欢你，也不喜欢你说话的声音。"

这个女孩的声音很大，加上大家都在和坐在身边的朋友小声聊天，因此所有的人都听见她对我说的话了。顿时，我的周围一片安静，大家都吸了一口冷气，不知接下来该如何面对这尴尬的局面。

如果面对这个局面的是你，你会怎么办？是尴尬到极点、手足无措，还是觉得自己不受欢迎，恨不得夺门而出？还是你会问她自己具体什么地方做错了，惹得她如此生气？

我当时听了她的话，愣了一秒钟，因为实在没想到会有人在这种场合如此没礼貌。但我仍然坐在椅子上，慢悠悠地抬起头，对她说："其实你喜不喜欢我，不关我的事，你不需要向我汇报。你不是第一个讨厌我的人，也不会是最后一个。"这下轮到她抽冷气了，因为她实在没料到我会这样回应。于是，她又确认般地说了一次："我不喜欢你。"这一次，气势比刚才小多了。我看她还不走,只好无奈地对她说:"好的,我允许你不喜欢我,不需要一再向我报告了,你可以走了。"

事后,很多朋友都来安慰我,看起来她们都比我还要尴尬,只有我一人面色从容。她们不解:"难道刚才她的话不伤害你吗?"我说:"她不喜欢我怎么会伤害我?这世上有很多人都不喜欢我,可那不是我的责任啊!"

人之所以会有讨好型人格,其实是界限感出了问题,以至于常常把别人的问题当成自己的责任:朋友不高兴了,我不吃晚饭也要赶过去安慰她;同事和老公吵架了,我赶快请她喝杯奶茶;妈妈觉得我的家具太丑了,我赶快拉她一起去买新家具……

我常把界限比喻成一个房子的门,缺乏界限的人就像一个没有门的房子,允许别人随意进出,也允许他们议论、修改甚至掠夺房子里的东西,这会让住在房子里的人(也就是自己)极度没有安全感。

因为界限问题非常重要,我会在后面单独用一章的篇幅来讨论它。

摆脱上瘾

前面讲过,对于焦虑情绪严重的人来说,上瘾往往是在不自知中，自然而然的结果。一开始我们可能是想喝杯酒缓解焦虑，或是通过药物帮助睡眠，可能是借助色情片、电子游戏逃离空虚的感觉。渐渐地，我们会越喝越多、越看越久，直到彻底沦陷，再也无法脱离。

那么，我们要怎么做才能自救，或者是帮助我们身边已经陷入上瘾的焦虑症患者呢？

首先，任何看起来可以有效分散你的注意力、让你不再焦虑的东西，无论是毒品、酒精、色情片、电子游戏，它们带来的效果都是短暂的，带给你的满足感也是非常表面的。人的内心有一些更深层次的需要，比如，情感联结、被爱、被接纳、被听见、被理解，等等。而这些灵魂最深处的需要，那些令人上瘾的东西是无法持续性提供给你的。它们只能带给你一个假象（Fantasy），让你觉得你所需要的东西可以很轻易地获得。但是，渐渐地，你会发现这样的满足感转瞬即逝，你会一次比一次更加急切地想再次获得同样的满足感。更糟糕的是，这些东西能给你的满足感越来越弱，你需要更大的刺激才能获得同样程度的满足。并且，通过这些东西获得满足后，随之而来的是深深的空虚感和羞耻感，而正是这样的空虚感和羞耻感让人再度回到上瘾的那个虚幻世界中，逃避现实和自己的情绪。就这样周而复始，成为一个恶性循环。

其次，你要在自己身边建立一个安全的社交网，让大家来鼓励、支持和倾听你的声音。这个社交网可以由 3-6 个人组成，

他们彼此之间不需要相互认识，但他们都是你信任的人，而且
他们必须是安全的。这里所谓的"安全"是指，他们自己本身
并没有正在经历和你相同的挣扎。如果他过去曾经经历过同样
的挣扎，但是现在已经解决了这个问题，那么他也是安全的人。
他不会指责你的上瘾行为，不会对你的上瘾冲动进行说教，也
不会拒绝你的各种负面情绪。他们会理解你的挣扎，倾听你的
痛苦，并且鼓励你脱离这些上瘾行为，支持和帮助你寻找更加
健康的方式来处理自己的焦虑情绪。

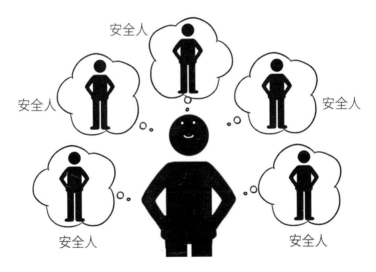

找到这样一群人以后，每当你想用旧有的上瘾行为来解决
自己的焦虑时，你可以随时打电话给这些人，或是约他们出来
见面。我更建议你和其中一两个人约定一个时间，每周或每个
月固定见面，以获得更加稳定的支持。

第三，找到一个健康的方法来代替这些上瘾的行为。戒除一个不健康行为的最好方法就是找一个健康的行为来替代它。今天很多孩子网络上瘾，父母老是想着怎样让孩子停止上网，却从不提供给孩子一个替代的选择，网瘾自然很难戒掉。比如，你可以用搭乐高这种需要高度专注又带有趣味性的行为来替代上瘾行为。我有一个客人，网络色情上瘾到了一个地步，在公司上班时都忍不住要用公司电脑来看，以至于被公司炒鱿鱼。他因此得了抑郁症和焦虑症。我建议他，每次想要上网看色情片时，就去搭乐高，转移自己的冲动。结果证明非常有效。

还有一个客人，他因为抑郁症而吸食大麻，上瘾两年多。来见我之后，他每次想吸大麻的时候，就去一个无法吸食大麻的地方，比如，小区的户外公共场地，或是商场，然后一边给他的朋友打电话，一边跑步。用这样的替代方法，加上在我这里接受专业的心理辅导，他差不多 7 个月时间就戒掉了大麻，并且也控制了自己的焦虑情绪。

最后，我要再一次提醒大家，任何外在的药物都无法彻底解决心理和情绪上的问题。中国有句老话：心病还得心药医。大家一定要求助于专业的心理咨询师，通过面对面的辅导，对自己情绪有一个全面的认识和处理，才能从根本上解决行为问题，使自己的焦虑情绪得到缓解。

走出羞耻

做心理辅导让我最难受的一点，就是会听到太多童年的伤痛，其中以性侵为首。作为两个孩子的母亲，我实在很不愿意听到孩子受伤害。可惜，在我的客人中，每 10 个人里就会有2-4 人在 15 岁前受到过性侵。童年性侵带给孩子的伤害是浸入骨髓的。它让孩子失去对人的基本信任，失去尊严，觉得自己只是性的工具。当然，我也看到许多客人在接受心理辅导后从伤害中走出来，变得更加坚定、有爱、有力量。

如果你曾经在童年经历过性侵，要怎么做才能帮助自己走出它的影响和伤害呢？

首先，你要知道被性侵不是你的错，你并不羞耻。该羞耻的是侵害你的人，不是你；你不必觉得抬不起头，侵害你的人才是那个应该在世人面前抬不起头的人；你不必觉得害怕，侵害你的人才应该对自己犯下的罪行感到害怕。

其次，要知道你并不孤独。世界上有很多很多与你有相似遭遇的人，他们也许是你的朋友、你的同事、你的家人，他们承受过和你相似的伤痛，也明白你的痛，你并不是一个孤立的"怪胎"。

然后，你要开始梳理性侵在身体上、情绪上和自我认知上究竟对你造成了怎样的伤害。你需要为这些伤害释放你的悲伤（Grieving）。

接着，你要发现自己在哪些方面仍然受到这些伤害的影响。

我有一个客人小时候被性侵，她在潜意识里就一直认为自己的价值在于用身体满足男人的需要。所以从 15 岁开始，她就很频繁地换男朋友，有的时候一个星期多达十几个，而且她还会用性来操纵她的男朋友，以获得她想要的东西。发现自己怎样被这些伤害影响之后，你要开始挑战自己的核心信念。比如，我刚才提到的这个客人，她需要挑战的核心信念就是：我的价值真的在于满足男人的需要吗？还是其实我有一个更加高贵的价值？

最后，要知道你已经不是当年那个什么都不知道又无法保护自己的孩子了，你已经是一个成年人，你有能力保护自己不再受到伤害。所以你无须为自己感到羞耻，也不用对别人感到害怕。你可以战胜性侵带给你的阴影，重新阳光、开朗地生活。

第七章 改变认知，改善焦虑

我曾经有一个客人，他是大学篮球队的成员。有一次他和同学参加篮球比赛，他最后一个投篮失误了，正好他们队那一天也输了比赛。于是他就非常焦虑，觉得他们输了比赛是因为他最后的那个球没有投进去。然后，他就开始想自己是多么糟糕的一个球员，接下来就开始想象他的队友们多么生他的气，在场上观看比赛的观众们多么生他的气，教练也是多么生他的气。他还想到，最后队友们会建议教练把他赶出篮球队。他越想越害怕，开始整夜失眠，甚至因此酗酒、逃训、远离队友，打球的状态也越来越差。

不难看出，这个客人因为自己的认知，为他的将来想象了一幅可怕的画面，而这个场景让他陷入焦虑。这就是我们所说的"认知导向"。我很喜欢一句话：Fear sees a threat, anxiety imagines one. 翻译过来就是：害怕是因为看见危险，焦虑是因为想象危险。当我们用认知能力来想象危险时，我们就开始焦虑。值得庆幸的是，我们的认知是可以通过练习而被改变的。

我们可以通过认知能力来缓解甚至彻底消除焦虑。

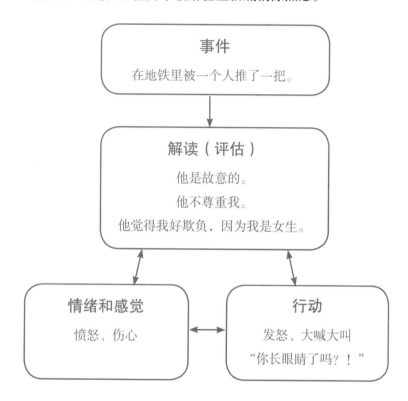

挑战自己的思维模式

俗话说，思想改变命运。但我想说，思想改变焦虑。我们怎么想一件事情，在很大程度上会决定我们所做出的反应。先解释一下人的行为是怎么产生的：当一件事情发生的时候，它就形成了一个既定事实。我们的大脑会接收关于这个既定事实的信息，并对这个事情做出一个反应，也就是你怎么理解和看待这件事情。然后，根据这个反应，你会产生一系列的情绪，比如，高兴、失望、期待、害怕、担忧，等等。接下来，这些情绪就会刺激你做出一系列的行为去应对和保护自己。

比如，当你害怕的时候，你有可能会逃跑，或者变得具有攻击性；当你开心的时候，你有可能会高兴得跳起来，或者跑到麦当劳买一个冰激凌犒劳自己。所以，每一个行为背后都是一种或多种情绪，而这些情绪背后则是因为我们对于这件事情的理解和想法。这一条线理清了，我们就不难发现，焦虑并不是由于一件事情本身导致的，而是由我们对这件事情不正确的理解和认知导致的。

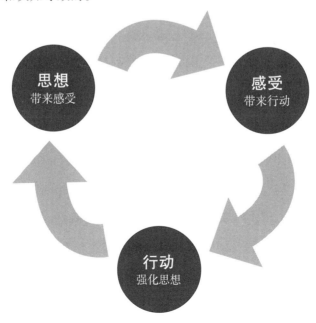

举个例子，假设今天你走在公司里面突然摔了一跤，很多人都看见了，这就是一个既定事实。接下来，怎么理解和认知这个既定事实就非常关键。

如果你的想法是：

- ✓ 天哪！所有人都看着我出丑，大家肯定觉得我是个白痴。
- ✓ 他们肯定觉得我很笨，然后在背后说我的坏话、嘲笑我。
- ✓ 很快全公司的人都会知道，大家就不再愿意跟我做朋友了。
- ✓ 我会被孤立起来。
- ✓ 他们会开始欺负我。
- ✓ 老板马上也会听说这个事情，他会后悔当初为什么会招这么笨的一个人进公司。
- ✓ 明年肯定是没希望升职加薪了。
- ✓ 听说过两个月公司还要裁员，老板肯定会因为这件事情首先把我放在裁员的名单上。
- ✓ ……

这一大堆想法一出现，你很难不变得无比焦虑和害怕。

如果我们用另外一种思维模式来想这件事情，结果又会怎么样呢？

很多焦虑症客人在改变了思维模式之后，都能够有效地控制自己的焦虑情绪。你可能会问：我也知道应该这样想，可是每次遇到事情的时候，我就不知不觉地使用了负面的思维模式，我应该怎么改变呢？

接下来的两个步骤，能够有效地帮助我们改变固有的思维模式：

第一步，你要挑战自己对既定事实的思维反应。也就是心理学术语所说的"事实检测"（Reality check / Fact check）。问自己：我的这个想法是事实，还是只是我自己想象出来的？有什么证据可以证明它是事实呢？有什么证据可以证明它不是事实呢？

我们还是用刚才摔倒的那个例子。如果你用第一种思维方式，觉得大家都看见你摔倒了，全公司的人马上都会知道，都会觉得你笨，然后开始孤立你，这个时候你可以问自己：这些是事实，还是只是我的想象？如果这只是你的想象，那么你就可以开始挑战这些想象，告诉自己：这些并不是事实，只是我的想象，而且我非常有可能是错的。这个时候，你心里的想法可能就变成：

✓ 大家一定能够体会我的感受。

✓ 每个人都曾经有过差点摔倒或是在路上摔倒的经

历，所以，当他们看见我摔倒的时候，肯定会为我感到揪心。

✓ 而且他们还会感受到我的痛苦，说不定待会儿就有同事跑出去给我买杯咖啡来安慰我。

✓ 如果老板知道这件事情，他可能会让我今天早点回家休息。

✓ 我们公司的同事真是可爱呀！

第二步，用另外一个更加积极的事实来取代你的这些想象。如果可能的话，在网上去找一些数据来支持你的这个新的、积极的事实。比如，这个世界上有多少百分比的人曾经摔过跤。这和一个人的智商无关，也和能力无关。所以，你要告诉自己，你摔跤这件事并不一定会被大家看得那么严重，很有可能大家过几分钟就忘了。

再来看看我们开头提到的那个篮球运动员。当他来向我寻求帮助的时候，我就开始挑战他所想象的这些事情。他发现，这些完完全全都只是他的想象，没有任何证据，也没有任何表征来证明其中任何一点是可能的。同时，我们一起上网做了一个研究，发现篮球巨星科比的投篮命中率也只有33%。也就是说，科比投10个球，也只有3个或4个能够命中。意识到这一点的时候，他才发现自己之前的想象有多么荒谬和离谱，对自己的评价是多么苛刻和不现实。当天晚上回到家他就美美地睡了一觉。

事实	认知／思维模式	感觉	行为
投篮失误	队友们都生我的气 大家都认为我是一个糟糕的球员	我太蠢了（自责） 我不配成为队里的一员（羞愧） 我会被赶出去（害怕）	失眠 酗酒 逃训 远离队友 打球状态差
投篮失误	再好的篮球运动员都有可能出错失分，科比也不例外 最后一球没有投进去，但是我尽力了	沮丧	更积极地训练 和队友保持良好关系

你看，如果能用这样的思维模式来对这件事情做出反应，是不是就会觉得完全没有焦虑情绪，而且心情还很愉快呢？

因此，当你用健康的认知来取代负面的想象时，你的焦虑情绪就会被很好地控制。希望大家都不再因为自己的想象而变得焦虑。

不给自己贴标签

我认识一个 40 多岁的单亲妈妈，她有 3 个孩子。可以看得出来,她年轻的时候是非常漂亮的。她告诉我,她从小就因为长得漂亮,加上在学校成绩好、表现出众,而有很多追求者,每天都会收到男生送的各种贵重礼物。所以,她的妈妈就经常开玩笑,说她是一个靠脸吃饭的人。她相信了妈妈给她贴的标签。后来,她的妈妈患癌症去世,高中毕业后,她没有继续读大学,也不出去工作,因为她相信自己要靠脸吃饭,所以早早结了婚。当她发现丈夫不能带给她想要的生活时,她就离婚嫁给一个更有钱的人。就这样,结了两次婚,离了两次婚,在两段婚姻里面生了3个孩子,现在又嫁给了一个非常有钱的男人,但这个男人打她、侮辱她、恐吓她,还家暴她的大女儿。事到如今,这个妈妈不敢反抗,因为她已经失去了反抗的本钱。

我常常想,如果她当初没有给自己贴上"靠脸吃饭"这个标签,而是用她的聪明才智去读大学,踏踏实实工作,她的生活一定会和此刻截然不同。

在本书第一部分中我们提到,产生焦虑的原因之一就是给自己贴负面标签。那么,要怎么做,才能改变给自己贴标签这个行为呢?

我大致把它分为4个步骤:

第一步,也是最难的一步——自我觉察。很多时候我们给自己贴标签是无意识的,因为太自然而然了。所以,你要对你形容自己的那些话加以注意。你还可以邀请朋友来监督自己,一旦你对自己使用负面标签，就让朋友给你指出来。

第二步，列出一张清单，上面列出你最常对自己使用的15个负面标签。你会对某些标签感到惊讶吗？想一想：你最开始听到这些负面标签是在什么时候？是谁给你贴上这个标签的？然后思考一下：你允许别人这样给你贴标签吗？如果答案是"不"的话，为什么你允许自己这样对自己呢？

第三步，将你的这些标签分成5大类。第一类是会让你感到羞耻的，比如，我吃得太多了、我很不精致；第二类是关于外表的，比如，我好肥、我鼻子好难看；第三类是否定自己的品质，比如，我不受欢迎、我就是不可爱；第四类是否定自己的外在能力，比如，我是女司机、我数学不行；第五类是贬低自己的内在能力，比如，我真是个笨蛋、我太蠢了。

类型	例子
羞耻类	我吃得太多了、我很不精致。
外表类	我好肥、我鼻子太塌。
否定品质类	我不受欢迎、我不可爱。
否定外在能力类	我是女司机、我数学不行。
贬低内在能力类	我是个笨蛋、我太蠢了。

第四步,更换新的标签。比如,"我吃太多了"可以更换为"我很享受食物","我是女司机"可以更换为"我是女性司机","我太蠢了"可以换成"我犯了一个错误,但这不代表我很蠢""我这次数学考试不及格,但这不代表我数学不行"……

更换新的标签会帮助我们重新定义和理解生活中那些让我们感到挫败的事情,以正确和健康的角度来定义我们自己。

类型	例子
羞耻类	我吃得太多了。 ➜ 我享受美食。
外表类	我好肥。 ➜ 我比较丰满。
否定品质类	我不受欢迎。 ➜ 还是有很多人欣赏我。
否定能力类	我是女司机。 ➜ 我是女性司机。
贬低能力类	我太蠢了。 ➜ 我只是忘记了,并不证明我笨。

负面标签会在无形中让你看不见自己的能力,忽视自己的美,否认自己的潜能。它让你把一手好牌打烂。当你按照上面4步来做时,你就会开始看到自己的美好,你生命中隐藏的巨大能量,那些曾经被你忽略的各种能力也会随之浮现出来。你会发现:原来我这么棒,这么美,这么好。

随着你对自己的接纳越来越多,你的焦虑就会越来越少。

10 种不健康的思维模式

假如今天你收到一张假钞（假设你现在还带现金出门的话），而我告诉你，这世界上所有的钱全是假钞，你可能会认为我疯了。

假如今天有对父母，拿着孩子 99 分的试卷，正生气地指责孩子是个学渣，你一定会认为这对父母有问题。（当然，你有可能正是这样的父母，那么我更建议你好好读这本书！）

假如今天你和同事一起吃饭时，看见旁边坐了两个人正在笑，还有个人抬头看了你同事一眼，于是她告诉你，这两人肯定是在笑她身上穿的衣服难看，并且因此站起来要走，你估计以后会对她敬而远之（如果你不会，请注意看第八章"设立健康的界限"）。

在生活中碰到这些场景时，我们会立刻识别出这些思维模式的可笑和逻辑问题。然而，在我们自己的认知中，却经常出现类似的思维模式。接下来我们要讲 10 种不健康的思维模式。这些思维模式几乎每一个焦虑的人都会有。它们曾经将哈佛大学的学霸打入黑暗的深渊，也曾让幸福的家庭支离破碎。但是，一旦你提高警觉，并用正确的方式来处理，这些无形中让你感到焦虑的思维模式便会远离你。

1. 非黑即白

顾名思义，这种思维模式会让你倾向于走极端。比如，如果我考不到 100 分，那就等于我不及格。或者，要么你是对的，要么你就是大错特错。

持有这种思维模式的人，他的认知里没有中间点。他不会想"我这一部分错了，但是那一部分是对的"，或者"虽然这次我没有考到 100 分，但是 92 分也已经非常好了呀"。这类思维模式的人有一种双重极端的倾向，英文叫作 Bipolar。这种思维模式也非常容易出现在有完美主义倾向的人当中——但凡有一点点不完美，他就会一股脑地否认掉自己的全部价值。它让人无法享受和欣赏做一件事情的过程，而把眼睛紧紧地盯在结果上。

这种思维模式还很有可能出现在有讨好型人格的人身上，他们只要看到有一个人不喜欢自己，就觉得是自己不好，或者自己做错了。

我认识一个哈佛大学毕业的朋友，他曾经是一家上市公司的合伙人。可是后来再见到他，他却变成了一个失业并且酗酒的中年男子。因为持有这种非黑即白的观念，所以他在公司里不允许任何人犯错，员工只要稍微做得不那么完美，他就否定这个人对公司的全部价值，以至于公司留不住员工，人员流动特别频繁。最后，董事会只能把他赶走。被公司赶走以后，他认为如果不能做公司 CEO 级别的高管或是合伙人，那么还不如不要工作，所以他一直处于失业状态。

不仅在工作中如此，他在家里也是如此，对孩子要求非常严格。他认为，作为哈佛爸爸的孩子，任何低于 A 的成绩都等于不及格，所以他和家里两个孩子的关系非常紧张，太太也对他一肚子抱怨，经常为了保护孩子和他吵架。工作上郁郁不得志，在家里和妻子、孩子的关系又不好，这个男人慢慢地开始酗酒，把家里搞得乌烟瘴气。

怎么改变这种非黑即白的思维模式呢？

一个简单的方法是，你可以尝试在心里给自己划一个尺度表。1 表示"黑（一个极端）"，10 表示"白（另一个极端）"，然后问自己一个问题：5（两个极端的中间点）在哪里？试着找出 5 所在的位置，可以帮助你平衡对某件事的认知。

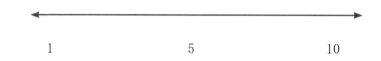

1	5	10
犯错说明我失败	只要不超过 3 个错都算成功	只有完美才能证明我好

2. 思维过滤

第二种不健康的思维模式叫作思维过滤（Mental filter）。这种思维是指，只关注一件事情里面的某一个部分，而不是全面地看待一件事情。

举个例子：太太在家里把厨房打扫得干干净净，满心欢喜地期待先生称赞她贤惠，不料先生回来，一眼就看到刚才整理厨房的工具没有摆回原来的地方。更过分的是，他又指出太太擦完厨房的抹布没有洗干净归位,又看到酱油瓶子摆错地方了。然后他就开始抱怨太太做事不仔细、不小心,老是丢三落四,把家里弄得乱七八糟的。

另外一个例子就是父母老是指责自己的孩子,说孩子这里不好、那里不好,满眼看到的都是孩子做错的事、说错的话。对于焦虑症患者来说,这种思维模式会导致他们只看到负面的、失败的、不好的地方,而看不到积极的、成功的地方,久而久之,他们就更加焦虑了。

怎么解决思维过滤的问题呢?

当你发现你对一件事情做出了"思维过滤"型的反应,也就是说你眼睛只盯在某一处,而忽略其他部分的时候,请在后面加一个"但是"。比如,那位先生指责太太很多东西都没有摆放归位,说完以后加一个"但是"——但是,这个厨房闪闪发光,好干净啊!或者,一个妈妈在批评儿子:你这次考试又考不及格——但是,考了58分,比上次进步了16分,你也是在努力的。

我曾经有一个客人,是个14岁的小女孩。她的自我认知非常差,不管做什么事情、做得多好,她总是习惯性地去找自己做得不好的地方,近乎鸡蛋里挑骨头。这让她非常不快乐,对生活、对周遭的人和事都充满了焦虑。后来她学会了用"但是"两个字。最开始很勉强,因为她实在找不到任何可以"但是"的地方，但是又被我逼得没办法，因为我每次都会问她有没有做这个作业，所以她逼着自己去找"但是"。

慢慢地，她能找到的"但是"越来越多，也越来越多地发现事情其实还有很多个方面。就这样，她彻底地改变了这个思维习惯。

3. 快速结论

第三种不健康的思维模式叫作快速结论（Jumping to conclusions），顾名思义，就是还没有了解事实的全部真相时，就着急上火地给这件事情下一个定论。

比如，一个女孩子看见她的男朋友和另一个女孩逛街，就认定她的男朋友背叛她，并且不给这个男孩子任何解释的机会，立刻和他分手。这就是典型的快速结论。最后她发现，那个陪她男朋友逛街的女孩是他的妹妹。

喜欢快速结论思维模式的人又分为两种行为类型，一种叫作"读心型"（Mind reading），另外一种叫作"预言家"（Fortune telling）。"读心型"人总是觉得自己对别人心里的想法清清楚楚，所以经常认定自己的猜想就是别人实际的想法。我妈妈以前很喜欢对我说："你屁股一翘，我就知道你要拉屎还是要撒尿。"这就是典型的读心型人，他认为自己洞悉一切，明察秋毫，不接受别人不同的解释，坚持相信"我比你更懂你"。

4. 预言家

这种人特别喜欢预言自己或别人的将来。比如，新婚的妻子对先生说："你将来肯定会做对不起我的事情，等我老了，你遇到年轻的女孩子就会出轨。"又或者，公司刚刚宣布近期会有些人事调整，你立刻就预言自己会被裁员。这些想法都会无限放大你心里焦虑的火花，点燃熊熊烈火，把你烧得焦头烂额、心浮气躁。

如果你觉得自己能把别人的内心看得清清楚楚，那么一旦别人的举动让你有了定论，你就不会再去考虑其他的可能性，更不会承认你有可能搞错了，而是认定已有的想法。

举个例子：有一天，一个人去公司的洗手间，正好碰到他的老板。老板不像往常那样和他打招呼，只淡淡地看了他一眼就和他擦身而过。这个人立刻认为老板对他不满意，并且因此认定下个月的裁员名单上肯定有他，继而开始失眠、焦虑。我问他，有没有可能他的老板那天正好心里有事，其实路过他的时候并没有真正注意到他，而是在想自己的事情。他立刻斩钉截铁地说，不可能，他肯定是做了什么事情得罪了老板，离卷铺盖走人不远了。结果过了几个月，老板给他升职加薪。

如果你是"预言家"类型的人，那么你会为还没有发生的事情忧心忡忡，并且容易疑神疑鬼，弄得草木皆兵。我认识一个朋友，她就是那种对将来有很多预言的人。有一次，她和先生去逛街，一个年轻貌美的女孩子向他们迎面走过来，她先生多看了那个女孩子一眼，刚好被她看见了。从此，她就认定她的先生将来会为了年轻的女孩抛弃她，于是整天查他的手机、找他的麻烦。最后她先生不堪其扰，夫妻关系一塌糊涂。

5. 情绪逻辑

第五种不健康的思维方式叫作情绪逻辑（Emotional reasoning）。当我们在很情绪化的时候，我们的想法、结论往往都不太有逻辑性。但是当一个人用情绪逻辑的思维方式去思考时，会把他情绪化的想法当作是理性的、有逻辑的。

比如，你今天做了一件事情让自己觉得很丢脸，你就断定自己是一个笨蛋，这就是将自己一时的感觉和情绪当作既定事实的典型例子。12-18岁的青少年，因为左右脑发育的缘故，都会有这种情绪逻辑的思维方式。

6. 过度概括

第六种不健康的思维模式叫作过度概括（Over-generalizing），有这种思维模式的人会把某一次特殊的经历当作是生活的常态，或者是对一件事情做出过分宽泛的总结。你会听到有这种思维模式的人说：因为错过了公交车而迟到，就会说"我每次都会错过公交车""我这辈子从来没有坐过一趟准时的公交车"；或者，遇到一点倒霉的事，就会说"我是个倒霉的人""这辈子都不会有什么好事情发生在我的身上"；

等等。诸如此类的话都容易导致焦虑的情绪。

我曾经遇到一个焦虑症很严重的人就是这样。他具备典型的讨好型人格，需要身边所有的人都喜欢他。有一次，他发现一个朋友好像在疏远他，和他有了隔阂，于是，他就认为那一整个圈子的朋友都开始不喜欢他、疏远他，从而引发了很严重的恐慌症反应。

所以，很多时候，我对大家的建议是，你一定要小心你所说的话。因为当你说这些话，或者心里这样想的时候，你的大脑会自然而然地开始处理这些信息，据此做出正面或者负面的反应。值得庆幸的是，你现在已经认识这些不健康的思维模式，你会慢慢开始对你大脑里出现的这些想法变得敏感。每次这样想的时候，你很有可能会立刻意识到自己又用了不健康的思维模式，进而能够重新建立一个健康的模式。比如，告诉自己：我只是今天错过了公交车，这是一个特殊情况，并不是我日常生活的常态。

7. 否认积极

否认积极（Disqualifying the positive）的意思就是说，那些在你生命中发生的好的事情，或者你自己做得好的地方，你都会打个折。这个问题在我们中国人宣扬谦虚、低调的传统中非常普遍，甚至这种方式在我们的社会中会被推崇。

比如，孩子考试考了100分，父母明明很高兴，却非要说：

"你又不是你们班唯一一个考 100 分的，这有什么好高兴的，低调点。"或者："就这一次考 100 分，下一次就不见得了。"

大家想一想自己是不是经常对孩子说这样的话，或是在你的童年记忆里，你的父母是不是经常对你说这样的话。有这种思维模式的人，经常对自己和他人说的话就是："唉，那个没什么！""哦，那个不算。""哈哈，其实我也没什么了不起的。"无法正确地看待自己的优点和积极面，同时无限放大自己的缺点，不焦虑才怪呢！所以，我经常鼓励大家，大大方方地承认自己优秀的地方，不必故意装作很谦虚的样子。因为，只有当我们承认自己的优秀时，我们才能更好地接纳和承认自己的缺点。

8. "应该"思维

另外一种可怕的思维模式，你或多或少一定曾经有过，叫作"应该"（I should）思维。这是指一个人会用一些对自己很严格的词，比如，"应该""必须""本应"等，来要求自己。你有没有曾经对自己说过类似的话？"哎呀！我早应该想到这一点的！""我必须成为一个优秀的母亲！""我必须成为一个上得厅堂下得厨房的女人。"这些词很容易让自己产生罪恶感或是挫败感。

另外，如果你把这些词用到其他人身上，比如，你的孩子、配偶等，那么你就会经常感到生气和焦虑，因为你往往会觉得他们达不到你的要求。

比如，你的孩子成绩很好，而你觉得那是他作为一个学生"应该"做到的，那么你的快乐程度会大大降低。有一个 13 岁的天才少年在我这里接受心理辅导，他的口头禅就是"我必须……"。我必须拿全 A，我必须考进常青藤大学，我必须让我妈妈感到骄傲，我必须成为最优秀的，等等。怪不得他年纪轻轻，却两次试图自杀。

我在帮助客人的时候，会常常去注意他们在什么情况下会用到"我应该……""我必须……"这类的句式，因为这样的句式背后折射出他们的人生信条。下一次，当你再对自己说"我应该……"或"我必须……"的时候，停下来问自己：我对自己的要求符合现实吗？我这样想对吗？

只要你这样问自己，你就会发现你的很多"必须"和"应该"，都是一些不符合现实的要求。

9. 个人化

第九种不健康的思维模式叫作个人化（Personalization）。个人化有两个极端。一个极端是指你把本来不应该承担的责任全部揽到自己身上，或者一件事情根本不是你的错，或者至少不完全是你的错，你却通通归咎于自己；另一个极端是指你把所有的责任和错误都推到别人的身上，而不考虑自己其实也应该负一些责任。这种思维模式，主要是界限模糊导致的。

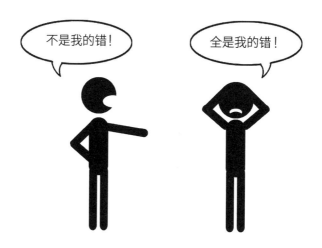

如何改变这种个人化的思维模式呢？记住问自己两句话：

第一，这是不是我的责任？如果不是你的责任，那么你就不要去承担。

第二，这是不是他的责任？如果这不是他的责任，那么我就不能要求他来承担。

我们在教育孩子的时候也要经常问自己这两个问题。如果某件事情是孩子的责任，比如，按时完成作业，那么你就不要插手，搞得好像是你的作业一样。孩子做不完作业的时候，你只需要冷静地让他收拾好书包，去洗澡，然后睡觉。要让他自己承担不能完成作业的后果。

今天的很多父母恨不得替孩子上学。明明孩子应该着急的事情，孩子不着急，父母急得要命，天天在家里骂孩子，可孩子就是不听，没有任何长进。这就是因为父母没有设定好界限，该让孩子承担的责任，不肯让他承担。

10. 放大或缩小

最后一种不健康的思维模式叫作放大或缩小（Magnification and Minimization），是指我们把一个事情放得很大，好像天都要塌下来了，或者把一件事情缩得很小，比如，自己的优点，觉得自己的优点都不算什么，只有那些自己没有的才是好的。

不管是把问题放大，或是把我们的能力、优点、优势缩小，都会让我们陷入深深的焦虑当中。所以，我们需要尽可能提醒自己，要中立、客观地看待问题。当我们陷入放大或缩小的思维模式时，回到前面说的"事实检测"，问自己：我这样想是对的吗？我的想法符合客观事实吗？

以上讲到10种不健康的思维模式，你可能想知道：有没有可能一个人同时有好几种，甚至所有的不健康思维模式呢？答案是：可能。你的不健康思维模式越多，你就越容易感到焦虑、自卑，你的人际关系越容易不健康。想要改变这些思维方式，你一定要在日常生活中很警觉它们的出现。一旦你开始使用这些思维方式来想事情的时候，你要立刻停下来，并且质疑这些想法。只有这样，你才能渐渐地脱离这些模式。

第八章 设立健康的界限

　　你有没有发现自己与人的关系常常很困难或很戏剧化？你是不是痛恨自己让别人失望？你有没有常被人占便宜却不知怎样保护自己？你有没有经常隐隐感到不被尊重，却又不知道该怎么办？你是否经常内心想对别人说"不"，嘴上却说"好"？你会不会在别人以错误的方式对待你时感到不知所措？

　　当我们无法在生活中设立健康的界限时，我们很容易就经历上述的这一切。你会让别人来告诉你如何思考、如何行动、如何感受。同时，这也意味着你会花费大量的时间和精力去做那些别人希望你做的事，而不是你内心真正想做的事。长此以往，你会感到愤怒、抑郁，因为你的内心并不满足。最糟糕的是，没有界限意味着你允许别人来伤害你、惹怒你。

　　本章不单单帮助你了解界限及其重要性，还教你如何与身边的朋友、伴侣、同事、合作伙伴甚至家人设立界限。

　　我的一个客人是高二的学生，从小就被父母教导要听话、懂事，所以当我向他介绍"界限"这个概念时，他根本不觉得他有权利设立界限，因为他觉得这样做会伤害他的父母。然而，因为缺乏界限，他的父母在不自知的情况下常常侵犯他的权利，或者让他做他不情愿去做的事，因此，他心里对父母充满了怨恨，却不能说出来。于是他患上很严重的焦虑症和抑郁症，无比痛苦。我花了将近一年的时间帮助他设立界限，看到他变得越来越自信、自尊、谦和，与人之间的关系也越来越轻松和真实。当然，他和父母的关系也越来越和谐。

要设立界限，首先，你要发现自己在身体、情绪和心理方面的限制。想一想，哪些事情是你可以接受和容忍的，哪些事情别人做了会让你觉得很生气或者很焦虑。这些答案会帮助你明白，哪些是匹配自己价值观、保护自己情绪的界限。

其次，注意你的情绪，特别留意那些让你觉得很不舒服，或者内心充满怨恨的情况。因为这两种感觉可能意味着你的界限被侵犯了。比如，你今天陪朋友去逛街，在整个过程当中，你并没有很开心，甚至可能对朋友心里还有一丝抱怨。那么你就要想一想，是不是其实你今天并不想出来逛街，而是为了讨好他才硬着头皮出去的。对自己的情绪越来越敏感，会帮助你在以后的情况里越来越有界限意识。

第三，你要允许自己设立界限。对于很多想要设立界限的人来说，害怕、内疚和自我怀疑是很常见的情绪。你有可能害怕当你设立界限时，别人对你的反应。你有可能为对别人说

"不"而感到内疚。你也可能觉得自己应该顺应情况、配合别人，因为你想要做一个"懂事的人"，哪怕别人在占你的便宜。你甚至可能会怀疑自己到底应不应该设立这些界限。但事实是，界限不单单是为了健康的关系，更是自我尊重的一个表现。所以，你不但要允许自己设立界限，更要为自己能够设立界限感到骄傲。

情绪界限

情绪界限通过在你和他人之间建立起一个情绪空间，帮助你将自己的感觉和情绪与别人的感觉和情绪分开，保护你不被别人伤害、操纵或利用。情绪界限同时也向别人传递我们的自我价值，帮助别人认识你是谁、你怎么想、怎么感觉，也让别人知道应该怎样对待你。如果你的情绪界限设立得好，那么你就会告诉别人要尊重你，不能占你的便宜；如果你的情绪界限没有设立好，你可能会告诉别人可以不尊重你、操控你，可以把错都算到你头上，也可以利用你。

缺乏情绪界限的人常常为别人的情绪负责。比如，你的朋友买了一件不适合她的衣服，却怪罪你那天不愿意陪她去逛街，导致她买错了衣服。你听了以后虽然觉得莫名其妙，但心里却不由自主地感到内疚。

缺乏情绪界限的人还会把别人的情绪当成自己的情绪，比如，在车上听到两个人吵架，自己就会很紧张。

此外，如果缺乏情绪界限，你还可能会为了满足别人的情绪需要而牺牲自己的需要，比如，自己刚和男朋友分手，想要安静，却被闺蜜叫去庆祝升迁，感觉无法拒绝；你也可能会把自己的问题归咎于他人，而不愿意或不敢承认自己犯错，比如，明明是自己在工作中受了委屈，心情不好，回到家却要找个理由骂孩子一顿；另外，你也可能会很快就将感情倾注在刚刚认识的人身上，比如，很快就和刚认识的人"无话不谈"，容易过多地对新朋友讲述自己比较隐私的事情，或是很快就疯狂地喜欢上一个人——这种情况在电影里看起来是很浪漫的，但是从心理学专业的角度来看，恰恰是一个人缺乏情绪界限的表现。

缺乏情绪界限的典型表征有：

- ✓ 不信任任何人，或者信任所有人。
- ✓ 为了讨好别人而不惜放弃自己的价值观。
- ✓ 为了获得别人的喜欢而放弃自己的喜欢。
- ✓ 允许别人来定义你是谁。
- ✓ 有受害者情结，以此获得别人的同情和照顾。
- ✓ 认为别人应该能够猜到你的需要。

而具备情绪界限的表征有：

- ✓ 认识新朋友的时候，允许自己有时间慢慢建立信任。

✓ 不管别人的看法如何，都能够自由表达自己的价值观。

✓ 当别人和自己在很多地方都有不同的想法、看法甚至做法时，你可以不同意对方，却仍然能够尊重这些不同。

✓ 哪怕别人不喜欢你，你也仍然能够喜欢自己。

✓ 哪怕可能会被拒绝，你也仍然能够清楚地表达自己的需要和意愿。

✓ 你能够立刻意识到自己的界限被侵犯了。

　　孩子在儿童期就开始学习设立情绪界限至关重要，因为儿童期正是一个人的自我认知开始形成的时候。如果儿童因为缺乏情绪界限，而允许同学、家庭成员或其他成年人践踏他们的界限，让他们感觉不舒服、软弱、不被尊重或没有价值，那么长大以后，他们生命中很有可能会出现讨好型人格、缺乏自信、容忍被冒犯等各种最终会导致焦虑的因素。

　　那么，父母可以怎样建立孩子的情绪界限呢？

　　首先，你要和孩子谈论情绪界限。帮助孩子明白情绪界限是什么，以及这个界限的重要性。可以用门来比喻，让孩子知道一个人没有情绪界限，就好像一个家没门一样，是一件危险的事。

　　其次，教导孩子对他们自己的情绪反应负责任。帮助孩子认识到，设立情绪界限并不是指责别人伤害自己，而是当别人在用错误的方式对待你时，可以冷静地表明你需要他们怎样正确地对待你。

比如，当孩子的同学、伙伴，甚至是你和你的配偶用讽刺的语气对你的孩子说话时，孩子要能够冷静地说："我不喜欢你这样讽刺我，你这样说话让我觉得很不舒服，你需要停止这种讽刺。"

清楚地表达需要，是为自己的情绪负责任，并且能够在信任和尊重的基础上建立一段关系的重要表现。

有时我很生气，我的两个孩子看我生气就会很紧张，想要做一些事情来讨好我。这时我会告诉他们，妈妈生气是妈妈自己的事，妈妈需要调整自己的情绪，而不需要他们帮助我从这个情绪里走出来。孩子每次听到这里，就会松一口气，然后不管我，自己去玩儿了。我这么做，也是在向他们介绍情绪界限。

第三，帮助孩子指认那些他不可容忍的行为。有能力意识到你身边哪些人的行为对你而言是不可容忍的，是建立情绪界限的一个重要指标。

你可以和孩子一起做一些简单的练习：请孩子先指认一个或一些经常让他感到不太舒服的朋友。有可能他们让孩子觉得被操纵，或是被贬低。不需要非得说出这些人的名字。接着，让孩子列举 5 件事情，是他希望这些人停止对他做或者说的。

最后，可以请孩子想一想，他可以通过什么方式把这些信息传递给对方。

比如，假设你的女儿有点胖，当她的朋友谈到那些胖女孩和她们所穿的衣服时，她经常感到很羞愧。那么，你的女儿可以怎样让她的朋友知道，他们的这些谈论会让她感到受伤害？她可以怎样要求那些朋友修正他们的言语？这是父母可以帮助孩子思考的。

回答这些问题并不容易，却是非常必要的。当你感到不能自己做决定，提出自己的要求时总是被批评，或者无法对别人说"不"的时候，你必须要想办法把这些不舒服表达出来，并且让对方给予正确的回应。当对方拒绝考虑你的情绪，并且拒绝做出调整和改变的时候，你就知道，有一些关系是不值得去维系的。

最后，鼓励行动。设立情绪界限有很多的困难——害怕被拒绝，害怕被别人批评，等等。然而，我们一定要知道，设立健康的情绪界限是能够让一个人感到被尊重、有价值，并且能够在生命中建立健康关系的重要选择。鼓励你的孩子在建立情绪界限的初期一小步、一小步地来，练习久了以后，情绪界限的建立就会越来越容易、越来越自然。

再次提醒大家，最重要的是让孩子知道每个人都有权设立情绪界限。很多时候你并不需要对别人解释你背后的原因和动机，一个简单的"不"，或者简短地陈述为什么这个行为是不可以接受的，就完全足够了。

坚定而温柔地沟通

很多人对设立界限心存畏惧，是因为不知道要如何告知别人自己的界限。我的一个朋友告诉我，每次她想设立界限，特别是对家人设立界限时，要么是实在忍受不了而爆发，要么就是说了两句，感受到对方的抗拒，就退缩了。从来没有一次在告知别人界限后，她对自己感到很满意。

这是因为她不懂得如何坚定而温柔地沟通。

在心理辅导中，我们把沟通方式分成三种：第一种叫被动型沟通（Passive communication）。那些不会设立界限、没有界限概念、想要讨好身边人的人，经常会使用这种沟通方式。这种沟通方式的特点，顾名思义，很被动。这类人会把别人的要求、希望和感受放在自己之前，甚至愿意牺牲自己的需要来满足其他人。他们不太表达自己的需要。在自己的需要得不到满足的时候，他们也不会捍卫自己的权利。因此，他们常常被其他人占便宜。有的时候别人不是故意要占你的便宜，只是因为没有注意到你的需要。被动沟通类型的人，说话时往往眼神闪烁、逃避眼神接触，他们的声音往往很温柔、很安静，他们也常常主动或被动地同意其他人占她的便宜。

另外一种叫攻击型沟通（Aggressive communication）。攻击型沟通往往是另一种不健康界限的表现，但是和被动型沟通型人不同的是，攻击型沟通的人很有界限感，在做任何事情的时候都非常强调分寸和界限。可惜的是，因为他们对界限有错误的认知，并没有真正掌握设立界限的方法和原则，所以走到另外一个强硬的极端。攻击型沟通的人，在沟通当中往往只看重他们自己的需要、希望和感受，不太注重对方的感觉，所以常常会在无意识当中欺负或者忽略对方。之前某个明星所说的那句"霸道总裁"的话——"我不要你认为，我要我认为"，就是典型的攻击性沟通。这种沟通类型的人很容易生气或不耐烦，说话声音比较大，并且不太愿意妥协。他们会使用批评性的、羞辱性的，或者是命令式的方法来说话，在交谈当中很喜欢打断别人的话，或者根本就不听对方的声音，并且在行为、语气和态度上都容易显得不尊重人。

我们所提倡的坚定型沟通，和上面两种不健康的沟通类型都不一样。坚定型沟通的人注重沟通双方的需要和感受。当自己的需要被忽略或不被了解的时候，这种沟通类型的人能够站出来捍卫自己的权益。同时，他们也愿意聆听和尊重对方的需要和权益。坚定型沟通的人对自己有着非常健康的自信心，同时也愿意妥协。这种类型的人能够在交谈当中，专注聆听对方要说的话、要表达的意思和要传递的信息。哪怕对方和自己的意见不同，他们也不会粗暴地打断对方。这种沟通类型的人，往往能够很清楚、自信地表达自己的需要，虽然愿意妥协，但也会为了维护自己的权益而不妥协。他们说话的时候目光注视对方，语气和肢体语言都透露出自信。

举个例子来说明3种沟通类型吧！假设一个朋友向你借车，他需要开车去一个地方，但正好你也需要用车。

如果你是被动型沟通方式的人，你就会说："嗯，好的，我想应该没什么问题，我到时候把油加满了，把车给你送过来。"——典型的老好人。

如果你是攻击型沟通方式的人，你就会说："不可能，为什么我要让你借我的车，你自己不会打车吗？神经病。"

如果你是坚定型沟通方式的人，你则会说："抱歉，那天我正好也需要用车，但是也许我可以先送你到那个地方去，然后再去办我的事。"

只有当我们能够用坚定型沟通方式来设立界限时，我们的界限才是健康的。

很多父母问我：我要管教孩子，又要不伤害他们，怎么做得到呢？我要么不管孩子，要么伤害孩子，吉祥老师，怎么解这个局？言下之意就是，要管教孩子，肯定会很凶，就不可避免会伤害到孩子，如果想不伤害孩子，就只能不管孩子。其实这是两个极端，是因为我们对正确的界限以及沟通方式有误解。

管教孩子又不伤害孩子的方法，就是使用坚定型的沟通方式。你可以很坚定地告诉孩子你对他的期望、你不允许他做的事情、你的原则、你的底线，以及他做了这个事情会带来的后果。但是你不需要对他吼，对他凶。今天很多父母在孩子犯错后，凶神恶煞、咬牙切齿地去管教孩子。但其实只要健康地设立界限，犯错之后让孩子承受后果，这样做从来不会伤害孩子。父母在孩子犯错之后的态度，才是真正伤害孩子的东西。

当我们能够自信地用坚定型的沟通方式来表达自己的情绪、需求时，我们就能够更加坦然地满足自己心理上的需要，焦虑自然就离我们越来越远了。

第三部分

养育不焦虑的孩子

第九章 现在的孩子都怎么了

根据美国国家卫生总局的报告显示，将近 30% 的青少年儿童都患有焦虑症。也就是说，差不多每 3 个孩子当中就有一个人患有焦虑症。而且，各种数据显示，儿童焦虑人数还在稳步上升。在中国，10 年前提到儿童焦虑仿佛骇人听闻，现在大家则已经对此心照不宣——但凡家里有上了初中的孩子，谁没听说过三五个得焦虑症的同学呢？

为什么现在的孩子这么容易就焦虑了呢？很多父母百思不得其解：我们那个时候读书竞争压力也很大呀，我们怎么没有焦虑呢？这些孩子会不会太脆弱了，动不动就焦虑。

于是父母一声长叹：现在的孩子都怎么了！

其实，我们这一代父母小时候也有焦虑情绪，只是跟现在的情况不同：第一，我们那个年代对情绪健康不够重视，很多问题出现的时候，我们根本不知道是情绪疾病导致的；第二，当时校园环境和生活环境的复杂度，远远不如现在——没有网络，毒品没有如此泛滥，校园霸凌没有这么嚣张，周末没有无穷无尽的补习班。

今天的孩子面临着前所未有的困难和压力，更糟糕的是，因为父母没有经历过他们正在经历的一切，所以对于如何帮助与支持这些孩子感到束手无策。

我的微信群里有很多父母都提到，平时随着孩子年龄的增加，他们和孩子交流的时间越来越少。所以父母就越来越难以分辨，孩子究竟是因为课业太过繁忙、压力太大而情绪紧张，还是真的患上了焦虑症。也因为无法辨别，所以这些父母也不知道怎么去帮助孩子。

在这一章里，我们来归纳总结儿童焦虑症的一些征兆，以及当今社会最容易引发孩子焦虑情绪的原因。父母可以通过这些来分辨你的孩子究竟只是压力有点大、最近情绪不太好，还是已经患上了焦虑症。

儿童焦虑征兆

首先，要特别说明的是，如果你的孩子长期处于一种压力过大、情绪不佳的状态，那么得焦虑症或者抑郁症的可能性是非常大的。所以即便你发现，原来孩子只是压力有点大、情绪不太好，也不要掉以轻心，放任他的情绪不管。家长要随时注意观察，因为这样的孩子随时有可能患上焦虑症或者抑郁症。

儿童焦虑症主要有以下 9 个征兆：

1. **上课或者做作业的时候很难集中注意力。**哪怕这个孩子知道他需要集中注意力，而且也很努力地试图要去集中注意力，却总是以失败告终。

2. **在相当长的一段时间里出现睡眠问题。**孩子要么非常嗜睡，要么晚上睡不着觉，或者有梦游、做噩梦等情况出现。对于小一点的孩子，他们还有可能会开始尿床。

3. **在一段持续的时间里，饮食习惯和行为有比较明显的改变。**比如，这孩子以前每天吃一碗饭，可是在过去的一个月里，他每天要吃三碗饭，而且菜量不减。另外一种情况就是他每天连半碗饭都吃不到，食欲不振。

4. **情绪变得易怒，或者是焦躁不安。**父母稍微说一句反对的话，他立刻就"爆炸"了。他很容易不耐烦，和父母顶嘴。不但如此，父母还发现他无法控制自己的情绪，很容易在生气或者情绪激动的时候，冲动地去做一些事、说一些话，让你觉得他好像变成了另一个人。

5. **持续性地有很多担忧或是负面的想法。**比如，不管他学习多么努力，成绩多么优异，他总是会担心自己考试发挥不好，或者是考不上理想的学校。我曾经就遇到过一个这样的孩子，所有老师都认为他是全校最有可能考上常青藤盟校的学生之一，但是他自己不这样认为。虽然从他的各科成绩和学校表现看来，他自己心里也很清楚，如果不出意外，他应该会上世界名校，可是他自己也不知道为什么，他脑子里整天都出现很多负面的想法，觉得会突发意外导致他考不上名校。于是他整天都在焦虑自己要不要复读。

6. **经常觉得紧张、疲惫。** 他可能经常觉得肌肉酸痛、精神紧绷、无法放松，哪怕是刚睡了一觉醒来，也好像这一觉睡得很辛苦似的，没有休息过来的感觉。同时还可能会频繁地去小便，哪怕一次只有一点点。

7. **经常莫名其妙地哭泣，哪怕并没有受到特别的刺激。** 与此同时，他们可能会开始逃避一些生活中很简单的任务，比如，饭后洗碗、把脏衣服放到洗衣篮里等。

8. **非常固执，不愿意妥协或做出调整，哪怕调整的理由是显而易见的。** 比如，拒绝去学校，或者和同学一起复习等。

9. **经常抱怨肚子痛，或者身体很不舒服。**

如果你发现孩子在上述的这9个征兆里面占了5条或以上，那么你的孩子很有可能患上了慢性焦虑症。

很多家长会问：如果焦虑情绪大部分是学业问题引起的，那么为什么其他孩子同样有学业压力，他们就不会有那么严重的焦虑情绪，而我的孩子会有呢？其实，除了学业压力这个因素之外，还有很多其他原因可能导致孩子焦虑。

首先，在生理上，有一些孩子就是比较不容易焦虑，而另一些孩子就是比较容易焦虑。这是每个孩子的生理特征和性格不同造成的，本身没有对错。

此外，生活上的改变也容易造成孩子的焦虑，比如，换学校、搬家、父母离异等。

如果孩子曾经有过创伤性经历，比如，经常被体罚、打骂，曾经亲身经历或是看到过车祸之类创伤性事件等，都有可能在事情过后一段时间里出现焦虑的状况，有些可能到几年后才出现。还要提醒各位父母的是，如果家里经常发生矛盾、争吵、打架等类事件的话，孩子有可能因为感到不安全而患上焦虑症。

所以我经常说，孩子的行为和情绪表现都只是结果，父母才是问题的关键所在。不要看到孩子出现问题了，就一心想要改变孩子。不管孩子是出现情绪的问题，如焦虑症、抑郁症，或是出现行为上的问题，如逃学、网络上瘾等，父母自己都应该积极地学习儿童心理学和科学的育儿观念、方法和技巧，积极改变自己的育儿模式，孩子自然就会随之改变。

儿童焦虑的 4 个诱因

前面提到，现在的孩子所经历的焦虑是父母辈从来没有经历过的——学业压力、亲子关系、校园生活，都跟父母经历过的不同。

我记得我 15 岁时，互联网才刚刚开始普及，QQ 开始慢慢在学生中流行起来。那时候我没有手机，也没有其他电子产品，每周一次去网吧上 3 小时的网，摸一下电脑。反观现在的孩子，出生在一个网络围绕的世界，根本无法想象没有网络的社会是什么样。同样，父母可能也很难想象，一生下来就被智能手机屏幕的灯光照射是怎样的感觉。

那么，在现在这样一个社会环境中，有哪些因素诱发了青少年儿童的焦虑症呢？接下来我们就讲儿童焦虑的 4 个常见诱因。注意，这里提出 4 个诱因，并不是说只有这 4 个诱因，而是说这 4 个诱因比较常见，但你的孩子也完全有可能被其他的事情干扰，导致焦虑。

诱因一：和父母情绪失联

2019 年我在中国做过巡回演讲，专门讲情绪联结。总的来说，父母在孩子小的时候没有跟孩子建立一个健康的情绪联结，那么孩子到了十二三岁以后，就会开始慢慢和父母疏远，不愿跟父母有情感上的沟通，把心封闭起来。但是偏偏在这个年龄段，孩子们又往往面对几重问题：生理上开始青春期的发育；心理上开始探索自己的社会角色和定位的问题；认知上摒弃了非黑即白的思考方式，能够进行更加多维的思考；情绪也因为荷尔蒙的紊乱而大起大落。如果没有和父母建立情绪联结的话，他们内心的困惑和各种情绪纠结在一起，却因为缺乏和父母的沟通而找不到答案，只能靠自己摸索，在马不停蹄的学习和生活中四处碰壁，变得焦躁是自然而然的事情。

我在辅导孩子的过程中发现，很多孩子喜欢问我关于人生、关于生命、关于自己的品性等问题。很多话他们会对我说，却从来不会对他们的父母提起。这就是因为，当和父母情绪联结失败的时候，孩子感觉和父母聊天并不是一件安全的事情，而这种不安全感则会加剧他本来已经有的焦虑。

诱因二：学习压力

学习压力是导致儿童慢性焦虑的头号原因，特别是那些对自己要求很高，或者父母对孩子要求很高、近乎完美主义的孩子，得慢性焦虑症的概率非常大。很多人可能都看过之前热播的电视剧《小欢喜》，里面的英子就是一个超级学霸，但是她在升学的压力之下变得极度焦虑，差点儿自杀。

前年，我到国内一所名牌大学做心理专题的演讲，路过一栋教学大楼。陪同我的那个教授指着那栋楼说："你知道吗？我们学校每年都有一些学生从这栋楼上跳下来自杀。我们都是有指标的，只要自杀的人数不超过指标，学校就不会被问责。"我听得非常惊讶：已经考上这样的名校了，为什么还要自杀呢？教授说，在这儿读书的孩子很多都焦虑得不得了，以前读初中、高中的时候养成的习惯是一定要拔尖，现在进了大学，发现人外有人、天外有天，不拔尖了，就又开始焦虑、抑郁了。所以你看，学习压力导致的焦虑和学习成绩并没有直接联系，学霸得焦虑症的概率和普通人是同等甚至更高的。

诱因三：校园霸凌

校园霸凌这个问题近十年成为一个越来越严重的现象。霸凌的手段也是五花八门，有身体上的霸凌，最常见的就是对同学拳打脚踢；有心理上的霸凌，比如，和大家一起孤立某个学生，或是恐吓、威胁等手段；现在又多了一个网络霸凌，就是在社交平台上传播某个学生的谣言，或者"人肉"搜索某个人等，利用网络传播快的特征，对被霸凌的学生进行诽谤、骚扰和威胁。

几年前，美国一个 13 岁的女学生因为不堪同班同学的网络霸凌而自杀。现如今，网络上到处都是随意谩骂、肆意诋毁的言语。我有一个 16 岁的客人，她在学校被同学霸凌，同学偷偷拍摄了她放学后上洗手间的视频，然后发到社交网站上。霸凌她的那个女孩子，又找了自己的男朋友给我的客人发短信，威胁她说他们已经知道她家在哪里，让她走着瞧。这个孩子吓得六神无主，却不敢告诉自己的父母，于是开始失眠、做噩梦、害怕去学校，陷入极度的焦虑之中。

诱因四：同辈压力

从孩子进入青少年阶段开始，同龄人对他们的影响就越来越大。所以我们常常会在学校看到，某一段时间内大家都做同一件事——玩同一类游戏，穿同一类型的衣服，甚至欺负同一个同学。很多时候我们的孩子并不一定真正支持或欣赏这些行为，但是因为同辈压力，他不得不违背自己的初衷，强迫自己去迎合大家，接受大家认为流行和合适的事物或做法，以这种方式来适应校园生活。

这个时候，孩子的心理会进入一种矛盾状态：一方面，他需要通过融入同学间的社交群体，来找到自己在社会中的定位；另一方面，他需要找到自己独特的个性，认识和肯定自己。这两方面因为大脑发育还未成熟而不能很好地平衡时，焦虑就不可避免地产生了。

我在美国一直在给青少年讲焦虑课。有一次，我问来上课的 30 个学生：如果你和 10 个朋友在一起，这时候，你们中间有 5 个人开始抽烟，对抽烟完全不感兴趣的你，会迫于压力尝试和他们一起抽烟吗？班上有 8 个学生举手了。我又问他们：如果现在 10 个人当中变成 7 个人开始抽烟，你会迫于压力跟着他们抽烟吗？这时候有差不多 20 个学生举手。最后我说：如果这 10 个人里面 9 个人都开始抽烟了，你会迫于压力跟着他们抽烟吗？班上 30 个学生全部举了手。也就是说，当孩子感到自己越来越不合群的时候，他们会感到越来越焦虑，而这样的焦虑会导致他们去做一些自己平时不愿意做的事情。

同辈压力是孩子在发育过程中无法避免的情况，我们要正确看待这个现象，不要打压孩子或讽刺孩子，更不能强迫孩子特立独行，以免令亲子关系恶化。父母若能明白其中的道理，支持孩子，并坚持和孩子建立情绪联结，就能帮助孩子顺利度过这段人生中的迷茫期。

值得一提的是，多项研究表明，青少年阶段的孩子在外表、穿着打扮、审美、外在行为等方面会更多地受同学影响，在品行、品性、道德方面，却仍然受父母的影响最多。所以，父母千万不要认为孩子处于青春叛逆期，不喜欢自己过多管教和引导，因此放弃自己对孩子特有的影响力。

坚持用对的方法和孩子产生联结，是对孩子巨大的祝福。

第十章 如何帮助孩子缓解焦虑

在我长长的心理辅导候补名单里，有超过一半的客人是被孩子的焦虑弄得手足无措的父母。

有一对父母是很成功的商人，管理着有几千员工的私营企业，却无法管理好自己13岁的女儿。我第一次见到这个女孩儿时，她头上大约染了6-8种颜色，嘴里嚼着口香糖，在与我50分钟的会谈中一直不停地抖动她的腿。她在10岁时患上焦虑症，但并未引起父母重视，于是在接下来的3年中，这个孩子用她自己所能寻找的一切方法来处理自己的情绪：谈恋爱、染发、文身、偷偷喝酒、抽烟、吸毒。父母终于发现情况不对后，试过了无数的方法，软硬兼施：收手机、辱骂、扣零花钱、关禁闭、谈心……可谓动之以情、晓之以理，但孩子的焦虑情绪越来越严重。

究竟怎样做，才能帮助孩子缓解焦虑，而不至于"烧焦"自己和孩子间的关系呢？

建立情绪联结

首先第一点，父母要进入孩子的世界，与孩子产生情绪联结。特别是，父母要学习接纳孩子的负面情绪。很多父母看到孩子情绪低落、心情郁闷，第一时间想要去改变孩子的这种情绪，其实往往适得其反。孩子需要知道，父母可以无条件接纳他们的任何情感，愤怒也好、忧伤也好，且父母都有能力应对。当父母不再试图改变孩子的情绪时，孩子才会感到对父母表达情绪，进而进行情绪联结，是一件安全的事。今天，很多孩子不愿意和父母聊天，因为他们觉得父母"不安全"——一旦他们打开心扉，想和父母说点真心话，父母就会批评、教育、扭转他们的想法。

如果你的孩子拒绝和你沟通，可能说明情绪联结已经失败，你的亲子关系已经很紧张，那么进入孩子的世界将会是非常难的一件事情，因为他们已经封闭了自己的心，把你关在门外。这个时候，父母可以用求助的方式来敲开孩子的心门。比如，孩子喜欢打电子游戏，那么父母可以下载一个孩子在打的游戏，然后请教他们一些比较有质量的问题。千万不要问他们非常初级的问题，因为孩子又不傻，他们一眼就能看出来你想做什么。你要问一些稍稍有一点深度但又不至于到专家级别的问题，让他们觉得你是真的已经"入行"了，但是懂的还不多，需要他的帮助和指点。孩子其实是很喜欢指导父母的，因为在过去那么多年里他都被你教导，你的请教会让他很有成就感。当你让他感到舒服的时候，他的心房自然就为你打开了。

缓解学业压力

很多家长可能会问：那么学业压力的问题，我怎么解决呢？现实就是非常残酷的，竞争这么激烈，学习压力大也是没有办法的事情，我改变不了啊！

是的，孩子当然会面临非常大的学习压力，这个现实我们无法改变，但是父母可以从其他方面来帮助孩子减轻因此而造成的焦虑。有一点很重要，就是用正确的方法来称赞你的孩子。

举个例子：如果今天你的孩子数学考试考了 100 分，你会怎么称赞他呢？

"太棒了，妈妈就说嘛，只要你专心、努力、学习用点心，考试认真细心，你肯定成绩是上得去的，你又不比别人笨，怎么会考不好呢？你看，这次不就是一个非常好的证明吗？妈妈就知道你一定可以的！下次再接再厉，我们保持这样的学习劲头，不要放松了。"

如果这和你心里的答案差不多的话，那么我要告诉你，你的这番话，只会更加让孩子感到焦虑。为什么呢？因为你称赞的是结果。也就是说，下一次他必须保持或者超过这个结果，才能够得到你的认同和称赞，而且你已经对他有一个期待，就是他是能够达到这个成绩的，所以他在将来的考试当中都应该达到这个成绩。可是将来是不确定的，孩子知道自己无法保证每次都考好，这种不确定性会让孩子心里更加焦虑。

那么，父母应该怎样正确地称赞孩子呢？要称赞他学习的过程和他在过程中表现出的品质。比如，孩子今天考了100分，你可以说："上次你考了83分，你说上课真的听不懂，我还有点担心，怕你赶不上来了呢。但是你的抗压力让我感到不可思议！最终考出这么好的成绩，我想这个过程一定是很辛苦的，但是你顶住了。妈妈为你的这种韧劲儿和坚持感到骄傲。"

比较一下，后者夸奖的是孩子的品质。一个人的品质是稳定而持续的，是孩子可控的，所以孩子不会因为你的夸奖而感到焦虑，反而焦虑会降低。

我想要特别提醒父母的是，我们不应让孩子认为，获得幸福的途径只有好好读书以便将来找个好工作、出人头地、买豪车、大房子、财务自由，等等。虽然社会普遍认同这些，但父母更应该帮助孩子建立的是，能够从生活的各个层面、各种渠道获得快乐的能力。这不但能够减少焦虑发生的可能，更能让孩子最终获得幸福。

拒绝校园霸凌

一个在美国留学的高中生突然收到一个视频——他的同学

把他剪辑到了一个色情视频上，看起来就好像是他本人在做一些不堪入目的事情。这个同学威胁他，让他支付 1000 美金，否则就把视频传播给学校里的同学们，让他颜面尽失。这个孩子吓得六神无主，却不敢告诉自己的父母，所以找到我求助。

很多家长会问：为什么孩子在学校被霸凌，却不敢告诉家长呢？美国多项研究表明，孩子遭遇校园霸凌却对父母三缄其口，主要有以下 7 个方面的原因：

1. 担心父母出现过激行为。

孩子们的大脑发育还不成熟，对社会的了解也不太深，他们担心告诉父母，父母反而会做一些事情让事情变得更糟糕。比如，父母可能会去找老师，或者是找到那些孩子的父母，然后等他们回到学校的时候，往往会遭到报复性的、更加严重的霸凌。

2. 害怕被惩罚。

这点主要出现在网络霸凌的案例中。很多父母会认为，孩子被网络霸凌是因为他们上网太多，于是父母会收走他们的手机或禁止他们上网，让孩子觉得自己被惩罚了。

3. 不想让父母担心。

一些孩子不愿意父母为他们着急。他们认为自己的父母已经够忙、够累，平时要处理很多问题，所以不想成为父母的负担。

4. 羞耻感。

被霸凌的孩子经常为自己被霸凌这件事情感到羞耻，并且不知道应该怎么回应或处理这种情况，他们认为被霸凌是他们的错。

5. 对施暴者的恐惧。

被霸凌的孩子往往会被警告，如果他们把这个事情说出去的话，就要承受更糟糕的后果，比如，他要交给霸凌者更多的钱，或者会被打得更厉害，等等。

6. 说了父母也不懂。

有些家长会给孩子一些并没有实际帮助的建议，比如，告诉孩子打回去，或者是不要理他们、不要在意他们怎么说，等等。这会让孩子觉得自己非常不被理解，也就慢慢地不再对父母说了。

7. 父母不会听。

有些孩子会尝试告诉自己的父母，但是他们没有感觉到父母在认真地听他们说话。他们从父母那里得到的反馈是：校园霸凌并不是什么大问题，就是同学之间闹矛盾，或者就是成长的一部分，所以不必太在乎。

那么，当你发现你的孩子被霸凌时，你应该做些什么呢？

首先，你要和孩子坐下来认认真真地谈这件事情，要不带任何判定性意见地认真听孩子描述情况，为孩子创造一个安全的聊天环境，让他能够整理自己的情绪。

孩子有可能不会马上就开诚布公地告诉你发生了什么，因为他们可能并不觉得安全，或者觉得很害怕、很愤怒、很伤心。他们可能需要一段时间来理清自己的情绪。要给他们这样一个安全的空间和时间。一旦孩子开始倾诉时，你要安安静静地聆听，不发表任何意见。尽可能多地掌握具体的情况，比如，这样的行为发生多久了、有哪些人参与了霸凌、孩子采取了哪些行动等。

很多家长在这个时候会犯一个错误——反复问孩子一些细节。其实孩子可能不太想谈这些细节，因为回忆这些细节让他们更加害怕和痛苦，受到二次伤害。这也是为什么很多孩子不愿意告诉父母自己被霸凌。一般孩子不会随便捏造自己被霸凌的事情，所以在这件事情上不要反复地询问孩子，让他觉得你不信任他，从而更加孤立无助。你要做的是到学校去，找老师和校长，把这件事情摆到台面上，对霸凌的孩子进行震慑和管教。

我们要从小就教导孩子如何处理有可能会受伤害的状况。

比如，我们要教孩子，当有人威胁或伤害他时，他要非常坚定并且大声地说："不准碰我。"或者抓住对方的手，看着对方的眼睛，对他说："不可以，停下来。"而作为父母的你，也要避免从小用身体上的优势去恐吓自己的孩子，否则他们心里充满恐惧，将来会比较容易成为校园霸凌的对象。

重要的是，你一定要让孩子知道以下几点：

- ✓ 被霸凌绝对不是孩子的错，不应该怪罪他们。
- ✓ 孩子并不孤单，你会全力支持并帮助他。
- ✓ 阻止霸凌并不是孩子的责任，而是家长的责任。
- ✓ 无论什么时候、什么情况下，霸凌都是不可以的。
- ✓ 不管一个人性格多么内向、成绩多么不好，都不应该被霸凌。
- ✓ 你的孩子应该而且必须被尊重，在学校他应该感到安全。

接下来，你要支持你的孩子，和孩子讨论他可能需要父母怎样的支持和帮助。然后，父母要根据孩子的特长和能力制订一个计划，来增强他的自信和勇气，并将这些计划告诉孩子的老师和其他相关的成年人。

特别值得注意的是，有很多父母会犯一些常见的错误，让孩子要么觉得很后悔告诉父母自己被霸凌的事情，要么对当前的情况感到更加害怕。所以有一些事情，父母一定要避免去做。

1. 告诉孩子"勇敢地站起来抵挡霸凌"。

我明白父母这样说的动机是为了给孩子打气，让他觉得充满力量。然而，这样做会让孩子感觉阻止霸凌是自己的责任，而无法阻止则成了自己的错。他反而会更加沮丧和害怕。

2. 让孩子别去理那些霸凌他的人。

说起来很简单，但是做起来很难。你的孩子可能已经尝试过不去理那些人，因为这是大部分孩子最典型的初始反应。如果这样做行得通的话，你的孩子也不会来找你了。事实上，你很难去"不理"那个就坐在你后排或者天天下课都会看见的人的。

3. 直接参与进去。

这是父母最常犯的一个错——直接参与进去，试着直接解决问题，把他们的孩子带离这个伤害。比如，打电话给霸凌孩子的父母，或者直接去找那个霸凌的孩子。但是你要记住，当你的孩子告诉你他被霸凌的事情时，他需要的不是你直接介入，而是你的引导。你应该做的是引导他自己去解决这个问题。所以，你要让孩子感到自己有力量、有自信和智慧去解决问题。你做的每一步都应该让孩子参与进来，并事先和他讨论。这样，孩子不但觉得你尊重他，而且还能学会如何防止将来被其他的人霸凌。

我的大儿子蛋宝刚去幼儿园不久就回来告诉我们，他在学校被 3 个孩子推。他很怕这 3 个孩子，所以他害怕去幼儿园。听了他的话，我的第一反应就是找出这 3 个小孩，对他们一顿恐吓，让他们以后再也不敢欺负我的孩子。但是，冷静下来后，我没有着急去找那 3 个孩子。我先告诉老师们有这个情况发生，请他们多注意。然后我和先生立刻开始教孩子，当别人推他的时候，如何抓住对方的手，并且大声地告诉对方"不准推我"。我们在家里、幼儿园里不停地跟他一起练习，怎么抓手，怎么把他的脸凑近对方的脸，然后大声说出拒绝的话。最后，我们还教他，当两次试图让对方停下来无效时，怎么把对方推回去。

有一天，蛋宝在幼儿园真的用了我们教他的方法，阻止了那几个推他的孩子。回家的路上，他一直跟我们描述当时的场景，为自己的勇气感到非常骄傲。我们也顺势大力地称赞他，让他对自己越来越有信心。

最后要提到一点，孩子被霸凌绝对不是一天两天的事，通常会经过一段时间的发酵。孩子在还没有被霸凌，但是已经被霸凌者盯上了的这段时间里，可能会出现一些行为上的异常。如果你能够及时发现，就可以在这时进行干预，到学校去找老师，去找这些学生，让他们知道"猎物"的父母已经盯上他们了，以至于他们不敢再继续骚扰你的孩子。一句话，早期预防绝对比后期修复要更加容易。

我衷心地希望，我们的孩子永远不必面对霸凌，但是我也知道，霸凌不可能消失。希望这些方法能够帮助你成为一个有智慧的父母，在孩子需要的时候给他提供最有效的帮助。

正确看待同辈压力

同辈压力有一部分是青少年大脑发育造成的，所以你千万不要强求完全消除孩子的同辈压力。这不太可能。你要做的，是调整自己的角色，把孩子当成你的同辈来尊重和对待——不是你成为孩子的同辈，而是把孩子当成你的同辈，这两者有本质的区别。

今天，很多父母想要成为孩子的同辈，因为他们想要当孩子的朋友，这是错误的观念。你的孩子有很多朋友，但是他只有一对父母，所以你不可以放弃父母的角色来成为他的朋友。但是，你可以把他当成你的朋友来尊重。这是什么意思呢？就是说，你不会对朋友说的话，也不要对你的孩子说。

打个比方，你的朋友请你帮她买一个西瓜，你会不会对她说"现在天太冷了，吃西瓜不好，我不帮你带西瓜，我帮你带点葡萄回来"？不会的。就算你想要提醒朋友冷天吃西瓜不好，你也会琢磨一下用什么样的方法说出来。可是对孩子呢？那就不一样了！

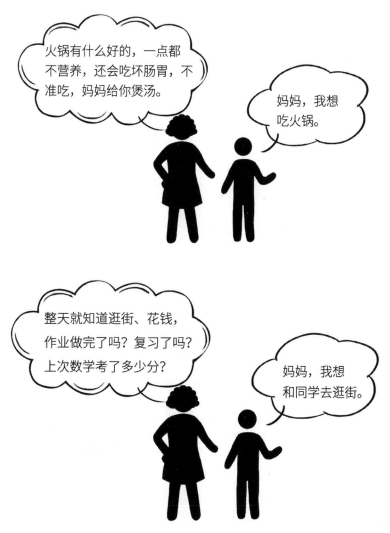

你看，你希望像孩子的同学一样对他具有影响力，却不愿意在平日里把他放在和自己平等的位置上，这是父母需要改变

的地方。在这里特别提醒，我并不是建议父母放弃管教孩子的权利，而是提醒父母，注意你对待孩子时的态度和语气。

应对创伤后应激症

作为父母，我们生命中最痛苦、最具毁灭性的事情之一，大概就是看见我们的孩子经历严重的创伤性事件。然而，作为孩子在日常生活当中最坚强的支持者和最大的安全感来源，父母必须尽可能冷静地给予孩子他所需要的支持，特别是在孩子经历了严重的创伤性事件之后。因为如果经历过创伤性事件的孩子没有处理好情绪，他就会患上不同程度的创伤后应激症。

哪些事情会增加孩子患创伤后应激症的可能性呢？

1. 家庭矛盾或者家庭环境不稳定。

如果父母经常争吵或者打架，或者孩子常常居无定所、东一家西一家地住，那么他比一般正常孩子患创伤后应激症的可能要大几十倍。

2. 父母本身患有慢性焦虑症、抑郁症，或者创伤后应激症。

3. 父母经常拒绝自己的孩子。

父母从语言上拒绝孩子，比如，骂孩子"像猪一样笨"，或者讽刺自己的孩子不如别人，或是在行为上拒绝孩子，比如，孩子哭的时候拒绝过去拥抱他，这些都属于"拒绝"。

4．父母向孩子灌输罪疚感、羞耻感和焦虑情绪。

比如，父母常常用语言来羞辱孩子，让孩子感到自己给家人蒙羞，等等。

5．父母很少管孩子，也很少在情感上、身体上、学业上支持孩子。

比如，父母因为工作太忙，很少去参加孩子学校的活动等。

6．父母对孩子不耐烦，让孩子觉得自己是累赘，是别人的负担。

我们一定要在平时的日常生活当中，尽量避免用这些方式来对待孩子，降低他们患创伤后应激症的可能。

那么，在孩子经历创伤性事件之后，父母应该怎么做来预防他们患上创伤后应激症呢？

首先，父母一定要敏感，并且让孩子对你的反应感到安全。当父母对孩子所经历的压力很敏感的时候，他们能够及时地给予孩子相应的支持和安慰，这样的孩子更容易从创伤性事件中得到恢复。美国的多项研究证明，当孩子经历创伤性事件后，父母是不是对孩子有温暖的回应，直接影响他们患创伤后应激症的概率。

什么是温暖的回应呢？对于小一点的孩子来讲，可能是更多地去拥抱他们，睡觉之前更长时间的陪伴；对于大一点的孩子来说，可能是让他们有更多的时间与家人在一起，等等。

第二，恢复正常的日常生活。父母要尽可能让孩子回到他们在创伤性事件发生之前的日常生活。越早恢复他们的正常规律，孩子得创伤后应激症的可能性越小。曾经有一对夫妻是我的客人，有一天晚上，一个男子闯进了他们的家，进入小女儿的房间，拿着刀企图性侵小女儿。小女儿大叫起来，把一家人都吵醒了，那个男子最后没有得逞，但是全家人都被这个创伤性事件影响了。

事情过后没几天，这个小女儿提出自己想养一条狗。于是，这对夫妇来问我的意见。他们认为女儿可能是被吓到了，所以想养一条狗来保护自己。但是我告诉他们，在这件事情发生之前，他们家没有狗，如果这个时候养一条狗，就等于更大程度地打破了他们家正常的规律，在刚刚经历过创伤性事件时，这样做是不合适的。

第三，和孩子深入地讨论这个创伤性事件。为了不再激起孩子的负面情绪，很多父母在孩子经历创伤性事件以后，都选择对事件避而不谈。其实这样反而会让孩子的情绪受到压制。和孩子讨论发生的事件，能够帮助孩子在更有安全感的情况下重新看待和评估这个创伤性事件，并且父母也有机会纠正孩子对这件事情的一些误解，比如，孩子有时候会觉得经历这样的事情是自己的错。父母可以通过这样的讨论让孩子明白这不是他的错。

第四，帮助孩子指认情绪导火线。注意观察那些让你孩子分心的事情，或是让他们变得很愤怒、很激动，或者很有压力的事情。这些事情有可能是生活中琐碎的小事，但孩子在经过创伤性事件之后，有可能被这些最平常的事情激怒。一旦你发现这些导火线以后，就可以帮助孩子避免这些事情，直到他们从创伤性事件中走出来。

例如，我有个9岁的客人，她在放学回家的路上目睹了一场突如其来的车祸，从此以后，每天她妈妈做饭时她就变得特别狂躁，会尖叫、大哭。后来我发现她在目睹车祸时听到了紧急刹车的刺耳声音，从此便对尖锐的声音特别敏感，而她妈妈在做饭时用铁锅铲摩擦铁锅，恰恰就会发出这样的声音，于是我就建议他们把铁锅铲换成里木质锅铲，避免了这样的声音，孩子就不再在妈妈做饭时狂躁了。

最后，要平静应对孩子的情绪。你可能会发现在创伤性事件过后，你的孩子有可能很容易生气或者情绪失控。父母要特别注意，遇到这样的事情时，不要情绪化地回应孩子。相反，你的声音要非常平静，情绪要非常冷静。我知道，这是一件不容易的事情，特别是当孩子的这些反应伤害你或是激怒你的时候。这个时候，你千万不要走开。相反，你要承认孩子的情绪，不要把这些情绪看成是针对你的。

总而言之，在孩子经历创伤性事件过后，父母要特别有耐心。一定要记得，每一个创伤性事件对每一个孩子所造成的伤害都有可能是不同的，因此孩子对创伤性事件的回应也会有所不同。孩子在经历创伤性事件后，会在一定程度上对父母失去信任，所以父母最大的目标是赶快重新建立孩子对你的信任，让孩子感受到希望和力量。这样，他们就会更好地从创伤性事件中恢复，避免创伤后应激症。

用接纳的爱取代完美主义

在今天这个竞争激烈的社会，父母们虽然嘴上不说，但是心里或多或少希望自己的孩子面面俱到，成为一个完美的人。我们容易陷入一种错觉，好像一个完美的人就会是一个成功的、幸福的人。

然而，数不清的案例告诉我，完美主义无疑是当今社会最有欺骗性、毁灭性的精神灾难。它像一把双刃剑，一边驱使着人们不停追求在人生的各个方面成为顶级的"赢家"；另一边，则让这些人永远得不到幸福。我从来没有见过一个幸福的完美主义者，他们不幸福，因为他们为自己设立了一个注定失败的目标——成为完美的人。

前段时间，我有一个客人是高二的学生，他就是典型的完美主义者。一次测试，满分是100分，老师给了10分的附加题，这个孩子一共拿了 104 分，在附加题上丢了 6 分。就因为如此，他觉得自己不够好，所以每天晚上加大了复习的力度，并把睡觉的时间从 12 点推迟到凌晨 1 点。

可能听到这里，有很多家长心里想：要是我们家的孩子是这样就好了。这样的完美主义只会让孩子更加进步、更加努力，以后考取更好的学校，这又有什么错呢？

但是，如果你了解完美主义的孩子内心真正的恐惧，你可能就不会这样想了。在完美主义的孩子心里，"不完美"等于"不值得被爱"，因此也不被父母接纳。对于这些孩子而言，不完美的代价实在是太大了，他们无法承受。所以，他们不自觉地把追求完美以得到来自父母的接纳和认可当作唯一的人生目的。这样恶性循环下去，他们就会出现很多情绪障碍，比如，焦虑症、抑郁症、饮食失调症，甚至可能会自杀。

这里要特别说一句，你的孩子有可能在一些其他的地方并不在意是不是完美，但是，如果他在他很看重的领域有完美主义的倾向，那么他就是完美主义者。比如，他可能不是很在意自己的成绩好不好，但是他非常在意他的篮球打得好不好，在打篮球这件事上追求完美，那么你仍然要留意完美主义可能给他带来的影响。

某种程度上来讲，现在的社会和文化是提倡完美主义的。我们弘扬成功到一个地步，"好"本身已经不够好了。比如，孩子上大学已经不算好，必须要上名牌大学才叫好；有房子住已经不叫好了，要有豪宅才叫好；有私家车不算好，要名牌跑车才叫好；一个女人做好妈妈不算好，她不但要是一个好妈妈，还要是一个好同事、好妻子、好儿媳。再看看广告里的模特，完美的皮肤、完美的身材、完美的头发、完美的牙齿……我们身边经历的一切，都把成功打上了"完美"的烙印，而这些完美形象的背后，却是一个个五光十色的泡泡，经不起推敲。

很多年前，我接受一家杂志的采访，他们问我：您认为，一个人一生中最大的失败是什么？我回答说：一个人最大的失败就是他这一生从来没有尝试过失败。完美主义的人穷尽一生之力来避免失败，因为他们认为失败的人没有任何价值，也不值得被爱。我有一门课叫"建立孩子成功的 12 个能力"，其中一再提到，一个真正成功的人，他的内心一定是幸福而充实的。今天很多所谓成功的人，内心十分空洞和冷漠，除了一次又一次地冲击下一个目标，他的人生没有激情。这实在是莫大的遗憾。

那么，父母有可能在哪些地方影响自己的孩子，导致孩子出现完美主义倾向呢？

有一些父母自己就是完美主义者。当孩子成功时，父母对他非常热情，出去庆祝，拥抱他，奖励礼物；而当孩子失败时，这些父母要么表现得对孩子冷淡和失望，要么表现出不耐烦和怨恨。不管哪种情况，孩子都会得到一个信息：如果想要得到父母的爱，必须成功，必须完美。

还有一些父母在不经意间身体力行给孩子灌输完美主义的价值观。这些父母有可能把自己的家打扫得一尘不染并且为之感到骄傲，也有可能为他们在工作上所付出的努力和时间充满了自豪。孩子日复一日地看着父母因为自己的不完美而不接纳自己、鞭策自己，因此感到自己也必须完美，父母才会接纳他们。

最后一种父母自己并不完美，他们也不要求自己完美，然而他们把自己所有的希望和梦想都寄托在孩子身上，企图让孩子成为完美，来弥补自己当年的遗憾和缺失。也正因为如此，当他们发现自己孩子不够好时，就想尽一切办法去改变这些缺点。当孩子没有表现出这些缺点的时候，他们就给孩子很多的爱，当孩子表现出缺点时，他们就把爱收回来。

那么，父母应该怎么做，才能避免这些错误呢？

答案是：用优秀来代替完美。

将"完美"这两个字从你的字典中删除掉，换成"优秀"。优秀的意思是，在大部分时候尽自己的努力做好。优秀包含了完美主义信念中所有好的方面，比如，成就、高标准、对失败感到失望等；然而，它去掉了完美主义信念中不健康的部分，比如，将成就和自我价值联系在一起、不切实际的自我期待、害怕失败等。优秀仍然代表着高标准，但是它让父母不再因为孩子的失败而感到愤怒、失望，甚至收回对孩子的爱。优秀会鼓励孩子去接受失败，并且他会明白在获得成功之前，经历失败是必然的。当一个孩子不再对失败感到恐惧，并且知道无论他是不是完美，父母都无条件地爱他、接纳他时，他就会获得真正健康的、不带有任何伤害的成功。

希望大家都能够培养出不完美，但是很优秀的孩子。

前面我们讲了针对不同的原因，父母如何帮助孩子避免或应对焦虑。那么，如果你的孩子确实有严重的焦虑情绪，父母还可以做些什么呢？

最重要的一点是，要找一个专门的时间去跟孩子谈那些让他感到焦虑或者担心的事情。谈话的过程中，你一定要让他觉得，你理解他的感受。

今天很多父母和孩子之间的对话是这样的：

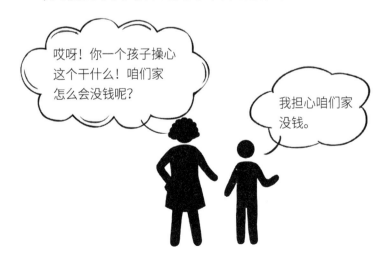

父母否认孩子的感受，立刻就阻断了接下来本可以发生的美好交流，让孩子陷入更加焦虑和不安的感觉当中，分分钟把父母关闭在心门之外。这是很不明智的做法。

如果孩子年龄已经够大，父母可以向孩子解释焦虑情绪对他造成的生理影响，比如，手心出汗、心跳加速、呼吸急促。让孩子知道，这些反应只是因为我们的大脑下令把血液供应到当下最需要的地方去保持身体平衡。这些身体反应虽然让我们感觉很恐怖，却对我们有帮助。这样，当孩子因为焦虑而感到各种身体上的不适时，他们可以明白身体是在支持和帮助自己，而不是伤害自己。

其次，你还可以帮助孩子认识自己焦虑的征兆。比如，开始感到焦虑时，他们可能会频繁地想上厕所，或者觉得嗓子好像被卡住了，等等。

第三，尽可能建立家庭日常规律。对于孩子而言，可预测的生活是很有安全感的，比如，每天有固定的人接送他们上下学、每天定时吃晚餐等。

第四，如果孩子的焦虑是由某件给他压力的事情造成的，那就需要帮助孩子认识自己焦虑背后的情绪，比如，害怕、孤单、愤怒等。

第五，如果知道在接下来不久的时间内，你们会经历家庭的变动，比如，父母离婚、再婚、亲人去世、搬家等，父母可以事先帮助孩子做好心理准备，让孩子不至于突然遭遇这些可能导致焦虑的事件，从而减少焦虑情绪的产生。

最后，父母要处理自己的焦虑情绪。今天很多父母找我咨询孩子的焦虑症，我却发现他们自己也焦虑得不得了。父母本身的焦虑在很大程度上会影响孩子的情绪。所以，当家庭氛围平静、父母心平气和时，孩子也会因此受益。

学会聆听

一项研究发现，在美国的家庭中，父母每个星期和孩子真正意义上的对话时间平均只有 7 分钟。

我们平时对孩子说很多话，比如，动作快点、要迟到了、今天穿这身衣服、作业做了吗、今天在学校怎么样、赶快洗手、准备吃饭了等，但这些并不是真正意义上的"和孩子的对话"。

健康的对话有一个非常重要的因素，那就是聆听。这里所讲的聆听并不是只听孩子回答你问题的答案，而是进入孩子的世界，听他想要对你说什么——哪怕这个话题并不见得是你感兴趣的，哪怕孩子只想讲几句简单的话。

当父母真正聆听孩子的时候，情绪联结就开始快速建立。报告指出，当孩子焦虑时，如果父母能够有效地聆听他们 20 分钟以上，孩子的焦虑会缓解 40%-50%。可惜的是，很多初中学生对他们的父母没有信心，他们并不认为他们的父母知道怎样正确地聆听他们说话。而实际上，父母也承认，他们确实很难聆听孩子说话。

为什么聆听这么难呢？

首先，很多父母在和孩子交谈的时候，自己心里都有一个主观想法，希望这样的情况怎样被解决。而正是这个主观想法阻挡了我们去正确接收孩子传递出的信息。

其次，当孩子不愉快的时候，做父母的可能同样也感到不舒服，我们很难把自己的情绪和孩子的情绪分割开来，而人的本能就是在感到不舒服的时候想要改变这种状况，所以我们会无法放松心情去听孩子的声音。

那么，怎样的聆听才是有效的，起到安慰孩子心理的作用呢？

首先，父母要积极主动地聆听，让你的孩子感受到你在认真地听他说话。

把你的手机关掉或者调成静音，屏幕朝下放着，看着孩子的眼睛，不要着急回应，慢慢思考和理解孩子说的每一个字，重复孩子所说的话，不要尝试着去用你的思维模式来解释他想要表达的意思。这些做法都能向你的孩子证明，你是在主动积极地聆听她说话。此外，不要忽视孩子的顾虑，比如，孩子回来告诉你，他觉得这次考试可能考砸了，不要对他说类似这样的话："哎呀，没事的，一般你觉得考不好，最后结果出来都还可以的。"而是说："听起来这个考试让你很焦躁，数学的确是很难的，有什么我能帮助你吗？"

此外，不要评判你的孩子。有的时候我们听孩子说话，听着听着就觉得：你这个孩子太敏感了！你这个人怎么那么小心眼呢？其实这些都会让孩子感到我们没有在认真听他说话。记住，你的目的是要通过进入孩子的世界，对他表达你的同理心，让他明白你是真正了解他的。

第二，要注意孩子的非语言沟通方式。

哪怕是孩子不想说话的时候，父母仍然可以聆听，因为你可以通过非语言性的沟通方式来了解孩子。比如，你观察到孩子特别沉默，把自己关在房间里面，或者不再愿意参与那些他平时很喜欢的活动。再比如，你看他好像非常激动，变得很情绪化，或者一直在抱怨身体哪里痛，但是又检查不出任何病症。这些都能够帮助父母聆听孩子的声音。

第三，千万不要强迫孩子和你谈话。

很多人问我："吉祥老师，为什么我的孩子从不和我说话，可是他什么都告诉你？我要怎么做，才能让一个不想说话的孩子和我说话？"对这样的问题，我的第一个建议就是：千万不要逼他说话。父母逼孩子，会让他更加觉得需要保护自己、防御你。相反地，你可以用一些其他的方法让他们开口说话，例如：鼓励孩子找他们信任的成年人谈，或者帮助孩子找到其他的方法来表达自己的情绪，比如，画画、跳舞、唱歌、写歌、写日记等。鼓励型父母常常对孩子说："任何时候你想要找人聊天，我都在这儿。""如果你对于你的安全有顾虑的话，请你一定告诉我。"让孩子知道你在他身边，并且在他想说话的时候你愿意积极地聆听，你就为将来的交谈打开了一扇门。

曾经有个被父母强迫来做心理辅导的孩子，非常叛逆，恨父母恨得不得了。坐在我的办公室里，第一句话就说："我是被逼来的，我不会和你说任何一句话，你说什么都没用。"我说："好的，你要是有什么想说的再找我。"然后我就打开电脑做自己的工作。这个孩子也戴上耳机开始听歌。到了辅导结束的时间我就让他走。就这样过了大约一个月，终于有一天他受不了了，对我说："你不能收我的钱却不做事啊！"于是，他开始说话，而且很快变得对我无话不谈。

第四，接受孩子的感受。

很多父母卡在这条上面，因为他们认为接受孩子的感受就意味着要认同他们所说的一切，其实不是这样的。接受并不是赞同。举个例子：你的孩子今天放学回家很生气地说，他是全班唯一一个没有被某某同学邀请去他生日宴会的人。作为父母，你知道他说的不是事实，因为你知道还有好多同学都没有被邀请去参加生日宴会，但是，如果这个时候你说你知道张三也没有被邀请、李四也没有被邀请，那你就开启了和孩子之间的辩论。这种情况下，不管你说得多有道理，孩子都会和你吵。

　　你需要接受孩子的感受。在这个例子里，孩子没有被邀请去参加生日宴会，他可能感觉到自己被抛弃了。这个时候你就可以说："你对没有被邀请去参加生日宴会而感到生气，对吗？"这样做能让孩子专注在自己的情绪上，进而更快地帮助孩子理清事实——那位同学只邀请了班上一部分跟他要好的同学。

　　当孩子被聆听时，他们会更加信任父母，更愿意把心里话告诉父母，并邀请父母进入自己的内心世界。在孩子12岁过后，这是多么宝贵的一份信任啊！希望每一个父母都能获得孩子这样的信任。

孩子最希望父母知道的 10 件事

　　美国的一项调查研究报告中整理了焦虑的孩子最希望父母知道的 10 件事情，帮助我们从孩子的角度来听一听他们想说什么。这些话，孩子一般不会告诉父母，因为他们不敢说。

1. 我也很想不要焦虑，不要担忧，但是真的很难。

　　我并不想整天去担心这个担心那个，这其实让我很痛苦。和焦虑做抗争是需要时间和精力的，有时候我会做得很好，有时候我会感觉很糟糕，我希望父母明白这一点，并且不要老是希望我们能够赶快好起来，这将会带给我更多的压力。我比任何人都希望赶快好起来，因为我比任何人都痛苦。

2. 我的焦虑是很真实的。

很多父母认为，现在的孩子日子过好了，整天胡思乱想、忧国忧民，甚至还有父母用"少年不识愁滋味，为赋新词强说愁"来形容孩子，好像我是故意要去找一些事情来焦虑。其实我一点都不喜欢自己的焦虑，更不享受我因为焦虑情绪而受到的关注。如果可能，我更愿意将自己的焦虑隐藏起来。我比任何人都不希望自己焦虑，所以在焦虑初期，我也尝试过用不同的方法来解决，但真实的感受让我无法否认我的情绪出了问题。所以，请不要怀疑我的焦虑是不是故意的，这是对我的二次伤害。

3. 我不是故意逃避。

当我因为焦虑而避免去做一些事情时，请不要觉得我在利用焦虑情绪操控家长，逃避一些自己应该尽的责任或需要去做的事情。无可否认，有一部分人是这样的，但大多数人不是。很多时候，逃避对我而言是最安全的，它帮助我远离那些不可预估的或不熟悉的情况。虽然我也知道逃避不是办法，但是每天在焦虑情绪中心力交瘁，以至于我极度需要这样的安全感来平息我的焦虑。然而，请不要因为害怕我的焦虑，就无止境地纵容我一直逃避。有时候我也希望你能推我一把，让我走出去。

4. 请不要对我的情绪问题避而不谈。

尽可能地和我谈论焦虑的情绪，帮助我明白焦虑症究竟是怎么回事吧！每一个人对自己焦虑情绪的反应都有不同的表现，请帮助我弄清楚我焦虑的表现是什么，并告诉我应该怎样来处理这个问题。当你知道我有焦虑症，却回避谈及此事时，我会一直猜测：你是不是在生我的气？我是不是一个很糟糕的孩子？我是不是给了你很多压力，带给你很多麻烦？你是不是讨厌我了？我的情绪问题是不是很严重？我是不是无药可救了？你是不是放弃我了？这种种的猜测不但让我更加焦虑，而且让我为自己的情绪感到羞耻，并且使我极度缺乏安全感。

5. 不要问会让我更加焦虑的问题。

打个比方，如果今天我要在学校作一个演讲报告，而这会导致我的焦虑，请不要问我：你是不是担心今天要上台演讲的事情啊？这会让我更加紧张。我希望你问我：对今天的演讲报告感觉怎么样？这样可以留出空间来让我自己去整理情绪，也许我就会没那么焦虑了。

6. 请不要对我小心翼翼。

我是有一些情绪上的障碍，但我还是一个正常人，希望受到正常人的对待。所以，请不要为了照顾我的焦虑情绪而频繁地改变家庭计划，或是不停地安慰我，想让我感觉好一点。很多时候，认可我的害怕和恐惧，并鼓励我做出勇敢的行为来挑战自己的焦虑，会让我感觉到更舒服，也更安全。

7. 请不要试图让我的焦虑症完全消失，因为这几乎是不可能的。

我只需要我的焦虑情绪回到正常水平就好，如果你期待我的焦虑完全消失，等于是让我去做一件注定会失败的事情。

8. 请让我看到你的焦虑情绪，并看到你是怎样与之抗衡的。

请不要在我面前表现得自己好像是个完美的人，没有任何负面情绪。这样只会让我感到自己更加不堪。我更希望从你们身上学习如何勇敢地去挑战眼前的困难。不管是学习关于焦虑症的知识，或是寻求专业心理咨询师的帮助，都可以。

9. 请不要总是试着替我找到答案。

我更希望的是在你的陪伴下自己去获得问题的答案。比如，关于焦虑症的信息，与其你上网去查阅到半夜三更，我更愿意你坐在我旁边，陪着我自己上网搜索我认为更适合自己、对自己有用的信息。

10. 请不要试图改造我的焦虑。

你无法改造我的情绪，也无法代替我走这条艰难的道路。我只能自己一步一步走过去。所以，请给我足够的时间，允许我用自己的速度来对抗焦虑。如果可能，请为我找一个专业的心理咨询师帮助我。

第十一章 预防悲剧

联合国儿童基金会和世界卫生组织前几年发布过一个报告，该报告指出："自杀已经成为青少年儿童的第二大死亡原因。10-19岁儿童中，约有15%的人因焦虑有过自杀的想法。在自杀者年龄排列中，12岁占比最多（40.3%），其次为14岁（22.7%），11岁和13岁并列第三（13.6%）。"

而根据北医儿童发展中心前几年发布的数据，中国每年约有10万青少年儿童自杀身亡，每分钟有2人死于自杀，8人自杀未遂。

近十年，青少年儿童自杀这个话题就一直没有断过。随着关于青少年儿童自杀的报道越来越多，我们不禁开始思考：为什么现在的生活越过越好，却有越来越多的孩子选择以这样极端的方式来结束自己的痛苦？

很多人说：就是因为他们的日子过得太好了，不愁吃穿，所以才整天无病呻吟，懦弱胆怯。另一些人说：现在的孩子啊，经历的太少，抗挫能力和抗压能力都太糟糕了，所以动不动就要死要活的。

不管你认为青少年儿童自杀率居高不下是什么原因，不可否认的一点是，这已经成为一个社会现象，并且有愈演愈烈的势头。

就在写这一章内容的前一天晚上，我接到一个电话。一看来电显示，是我的一个青少年客人的母亲打来的。在没有预约的情况下，一般美国人不会这么晚给我打电话，所以当时我心里暗暗觉得大事不妙。果然，这个妈妈告诉我，她的女儿一小时前试图自杀，现在正在医院抢救。父母六神无主，询问我应该怎么办。

这个孩子一直患有比较严重的焦虑症，来找我做辅导之后控制得比较好，但是，由于美国爆发新冠疫情需要隔离的原因，我已经有好几个月没有给她做过辅导了。她之前有过 3 次自杀未遂的经历，所以她的父母才把她送到我这里来，这是她第四次试图自杀。

孩子的父母都有体面的工作，家庭生活条件优渥。他们在电话里跟我说这件事情时，慢慢变得非常愤怒。他们不明白：面对困难，为什么孩子要选择这么愚蠢的方法去应对？在他们眼里，没有什么问题是解决不了的，而孩子的自杀行为体现了她的懦弱、愚蠢、胆怯，说明她遇到困难就想逃避。他们除了深深的害怕以外，心里还充满了"怒其不争"的感觉和对孩子的轻视。这可能是很多成年人对于青少年儿童自杀的看法。

及时发现孩子的自杀倾向

因为大脑发育还没有成熟，孩子对于事情的理解不像成年人那么客观和全面，他们更加容易被右脑的情绪支配，以至于会在冲动之际犯下大错。其实，人的大脑在 25 岁以后才开始发育成熟（这也是美国的汽车保险在驾驶人 25 岁前保费非常高昂的原因），也就是说，在 25 岁之前，人们都更容易受情绪影响而无法自拔。

但不是所有 25 岁以前的人都会选择自杀。那么，哪些孩子更容易有自杀倾向呢？

首先，患有情绪障碍的青少年儿童，比如，焦虑、抑郁、双向情感障碍或有睡眠问题的孩子，他们更加容易以自杀这样的极端方式来结束自己的痛苦。

其次，经历过重大生活改变的儿童也更加容易自杀。这些生活改变包括父母离婚、搬家、家庭经济状况的突然改变，或者在学校被校园霸凌，等等。

除此之外，如果你看到孩子有以下 6 点表征，你就要警觉，因为他比一般的孩子更有可能会自杀：

- ✓ 他常常感到压力很大，变得非常暴躁易怒。

- ✓ 他常常觉得没有希望，或者自己没有任何价值。

- ✓ 他曾经有过企图自杀的行为。

- ✓ 直属亲戚有抑郁症或自杀的历史。

- ✓ 经常遭到身体上、精神上的虐待，或者是遭受过性侵。这里我要特别解释一下，身体上和精神上的虐待是指生活中经常接触的人对他进行殴打、谩骂、羞辱、贬低等行为。

- ✓ 缺乏朋友，和家长或同学关系不好，很少社交。

很多家长得知自己的孩子自杀都显得非常震惊，因为他们在此之前没有看到任何的迹象表明孩子有这方面倾向。所以，父母有必要了解以下常见的自杀表征：

1. 孩子在日常生活当中对自杀或死亡等话题很着迷，经常谈论。

比如，有些孩子会说：吃安眠药自杀会不会很痛啊？如果一个人割腕，要流多久的血才会死呢？类似这种好像漫不经心的问题，一定要引起你的重视。

2. 孩子可能会流露出以后自己不会在你身边的意思。

比如，我曾经有一个客人帮他妈妈调好闹钟，提醒她吃药。他对妈妈说："以后听到闹钟就知道吃药的时间到了，这样要是以后没有我提醒，你也不会忘记。"后来我们发现，他已经做好了自杀的准备。

3. 提到自己感觉没有希望或者经常有罪疚感。

比如，孩子经常说"我没救了""我太糟糕了"，诸如此类的话。

4. 开始慢慢远离朋友或家人。

5. 慢慢开始给朋友或亲戚一些自己珍惜的东西。

比如，自己每天要用的闹钟、自己最喜欢的游戏等。

6. 对自己曾经感兴趣的活动不再有兴趣。

7. 注意力无法集中，思维不清晰。

8. 不再顾及自己的外表和形象。

9. 对别人的称赞没有反应。

当你发现孩子有这些表现时，你就应该开始下一步，也就是确认你的孩子是不是有自杀倾向。

直接确认

确认孩子是不是有自杀倾向，也是让家长非常头疼的一件事情，因为他们往往不知道从何开始。我对大家的建议是，你要坦坦荡荡地直接问他："你有没有想过要自杀或是准备自杀？"

父母可能会担心：如果我这样直接问，会不会孩子本来没有想要自杀，或者起码还没有决定要自杀，但是一听到我问就下定决心要自杀了呢？换句话说，我会不会反而提醒了他还有自杀这么一种选择呢？

其实大家大可不必有这样的顾虑，父母如果能够直接提起这个话题，反而会让孩子感到轻松。因为他们知道在父母面前，这并不是一个被禁止的话题。研究表明，很多孩子在自杀之前，其实都有过想要和父母谈论此事的欲望，却因为父母的反应而没有说出口。

曾经有一个男孩子，他有很严重的抑郁症，有一次他就问父母怎么看待自杀的人。他的父母立刻非常不屑地告诉他，自杀的人都是懦夫，没有担当，不负责任。并且，父母还警告他，永远不准有这样的想法。那个男孩子没有再多说话。3个月后，他自杀了。如果当时父母和他进行深入的讨论，并关心他为什么会有这样的想法，那么结果很可能会不一样。

当然，我希望大家永远都不需要问孩子这个问题——你有没有想过要自杀？为此，父母要学习怎样做父母，不要一味地把错误归咎于孩子。不要再说"我们以前也是这么被养大的，也没有什么问题"之类的话。当我们不懂科学的时候，当然只能按照自己的本能和经验来养孩子，可是当你知道有科学方法的时候，却仍然要按照自己的本能来养孩子，那么你最终会因为自己的骄傲与懒惰害了孩子。

孩子真的想自杀，怎么办？

如果你问孩子是否想过要自杀，孩子给出了肯定的答案，说"是的，我想自杀"时，父母应该怎么办呢？

前不久我就遇到了这样的情况。我有一个 13 岁的客人，最开始是他的妈妈在我这儿做焦虑情绪的心理辅导，后来她妈妈觉得我很专业，就又请我做他女儿的心理辅导。突然有一天，这个妈妈给我打电话，她的女儿就坐在旁边。妈妈惊慌失措地告诉我，刚才她和女儿在回家的路上起了争执，女儿告诉她，因为妈妈让她觉得很生气，所以她想自杀。妈妈顿时就慌了神，不知女儿说的是真是假。一方面，她感觉女儿好像说的是气话，是故意用自杀来威胁她；可另外一方面，她确实也害怕，万一激怒女儿，女儿真的自杀，那她岂不是要悔恨终生？所以，她立刻给我打来电话问我该怎么办。

当我得知女儿就坐在她身边时，我就让这个妈妈按了免提，让她的女儿也能够听到我接下来说的话。然后，我问她："你的女儿是不是真的想要自杀？"她妈妈说："是的，她是这么说的。"我回答："如果她是真的要自杀，那么现在你要马上报警，并且把她送到医院去接受治疗，这是对她采取必要的保护措施。"

结果，这个女儿一听就着急了，赶忙说："不不不，我不是真的想自杀，我只是说说而已。"接着，我对女孩子说："永远不要用死亡来威胁你的妈妈，下一次你再这样做，她就会报警并送你去医院。"从此，这个女儿再也没有用自杀来威胁过她的妈妈，也从来没有真正试着自杀过。

一般而言，青少年儿童提到自杀有 3 种情况。

第一种是用自杀来威胁父母。

这种类型的孩子看出父母害怕他们自杀，所以这成了他们手中的王牌，他们会利用父母的恐惧来得到自己想要的。

对这种类型的孩子，父母需要在平时就为孩子建立好界限，让孩子知道用自杀来威胁父母，得到自己想要的东西是绝对不被允许的行为。一旦他们这样说，父母会立刻报警，并且送孩子到医院去接受住院治疗。大部分只是想威胁父母的孩子都不愿意闹到这一步，所以当他们相信父母真的会送他们去医院时，自然就会放弃这种行为。

当然，我们在建立界限时，还有很多需要注意的地方。比如，平衡界限与恩典，避免让界限变成死板的框架；注意平日和孩子的情绪联结；对稍微大点的孩子，在为孩子设立界限时，家长一定要对孩子解释设立这些界限的原因；平日要培养孩子健康表达情绪的能力，建立孩子的"情绪词汇"，让孩子在有负面情绪时，能用更加积极的方法来替代自杀威胁。

更具体的方法，在我的网络课程"不抓狂的管教"和"建立孩子成功的 12 个能力"里都有详细说明。

第二种是蓄谋已久的自杀。

这一类孩子一般不会把他们的想法告诉父母，他们会静悄悄地做准备，而且一般自杀成功率很高。就算没有成功，也会非常接近死亡。

对这种类型的孩子，就需要父母根据前面提到的各种表征去发现，一旦确认后，父母不要试图自己去帮助孩子，需要立刻寻求专业心理咨询师的干预，必要时，立刻送孩子去医院，保护孩子的生命安全。

第三种是冲动型自杀。

孩子和父母吵架了，或者在外面受了刺激，做出企图自杀的行为。

注意，我在这里特别用了"企图自杀行为"这样的字眼，因为大部分孩子在这种情况下其实并不是真的想自杀，只是想要用一种非常激烈的形式来发泄自己巨大的怒气。然而，有可能一气之下做出冲动的行为，造成意外自杀成功。近年来，最出名的案例应该就是一对母子在大桥上吵架，儿子突然从车里跑出，然后从大桥上一跃而下。

很多父母都认为，孩子在未成年阶段经常冲动行事，思想又不成熟，所以最容易出现冲动型自杀。加上很多孩子也经常在冲动的时候用自杀来威胁父母，就像我在一开始说的那个一只脚已经跨到窗外的孩子那样，让父母更加害怕。然而，很多研究却证明，大部分的自杀都不是冲动的，而是经过长时间的计划，而且是有种种迹象可循的。

如果你刚刚和孩子大吵了一架，担心孩子会做出一些伤害自己的行为，那么最好的方法就是限制孩子获取那些能伤害自己的物品，比如，把厨房的刀藏起来、装药的药箱换个地方藏起来等。

最后，一定要记住，一旦你的孩子有任何用自杀来威胁你的言论或行为，或是孩子向你求助，告诉你他有难以抑制的自杀念头，你要立刻送他去医院就医。很多父母因为面子问题，或者担心会对孩子带来不好的影响而拒绝送孩子去医院。最后，要么常年被孩子以自杀要挟，要么就是孩子长期的心理问题得不到解决，最终真的酿成悲剧。

衷心地盼望，各位父母可以对孩子的自杀倾向具有科学的认知，能够做出敏感的观察和判断，同时也能够很好地为孩子设立界限。在平时，父母也可以锻炼孩子沟通和讨价还价的能力，帮助孩子从一开始就放弃用这样扭曲的方式来和父母进行沟通。

千万不要对孩子说这些话

我听到过很多父母对孩子"恨铁不成钢"的评价，特别是当孩子在早期出现心理健康问题时，由于父母对心理疾病缺乏认知，不了解儿童心理学，因此很容易对孩子的心理问题产生抵抗情绪。加上文化原因，很多父母认为心理健康出现问题是一种羞耻。因此，除非孩子在心理疾病后期出现极端的行为和心理障碍，父母才会被逼无奈，不得不承认和接受孩子有心理疾病这个事实。而孩子在早期向父母寻求帮助时，父母很容易对孩子说：

"你没事的，好好休息一下，过几天就好了。"

"坚强一点，人生中就是有很多困难，你不要那么矫情。"

"别那么脆弱！为什么别人都可以，就你不行呢？为什么别人都没有抑郁症，而你就有呢？"

根据我的临床经验，还有很多心理研究证实，很多时候孩子最终出现极端的情绪问题和行为，都是因为父母曾经对他说过类似的话。这些话，有可能直接或间接地导致孩子自残甚至自杀。

为什么这样的话对孩子产生这么大的影响呢？这是因为父母在孩子心中的地位太重要了。不管今天你的孩子是 2 岁、10 岁还是 18 岁，不管你和孩子是不是刚刚大吵一架，在孩子未成年之前，大部分情况下父母都是他们潜意识里最信任的人。当孩子感到抑郁、焦虑、困惑或痛苦，并且对父母说出来时，他们希望得到父母的理解和认同。而此时父母对孩子说"你没事""坚强点""别脆弱"，其实是在否认孩子内心深处最真实的感受。这就等于，孩子心里真实感受到一回事，而他最信任的人却告诉他另一回事，这会导致孩子对自己的心理状态感到更加混乱和焦虑。他们会认为自己的感受是错误的，可是这些感受又很真实，他们也无法阻止。于是，无路可逃的孩子就会选择用极端的行为来释放这种焦虑，比如，用刀划破自己的胳膊、性滥交、网络上瘾，甚至自杀。

有一个美国女孩，她在一个私立学校读书，成绩非常优异。高中的最后一年，她患上了严重的焦虑症。她的妈妈是小学校长，爸爸是一名高级工程师，父母两人都有着体面的工作，对自己的社会地位和生活充满了自信。所以，当女儿告诉他们自己可能患上了抑郁症时，他们非常生气，认为这是女儿潜意识里企图逃避责任、懦弱的表现。

于是，爸爸狠狠地批评了孩子一顿，指责她在要考大学的关键时刻太过懦弱。而试着去安慰她的妈妈，则一遍又一遍地告诉她：你是因为太累了，所以会有这种感觉，只要休息一阵子就好了，不要有太大的压力，你一定会考上好学校。他们全家还为此专门去度假旅游了一次。总而言之，做什么都可以，就是不能接受女孩患上了心理疾病。

度假回来半年后，女儿跳楼自杀。她在留给父母的遗书里面写道："独自面对抑郁症实在是太辛苦了，很多次我希望能从你们那里得到支持和帮助，却受到再次伤害。你们不能接纳内心脆弱的我，而我又无力改变自己的状态，只有以死来获得解脱。"

听了这个例子，你会不会认为这只是一个极端的特例？但是，从我多年的辅导经验中来看，这并不是特例，而是常态。当父母对与心理疾病做斗争的孩子说"你没事的""坚强一点""别那么脆弱"时，孩子病情加重的案例比比皆是，尤其是14-17岁的孩子。

其实，很多孩子在对父母诉说自己的心理问题时都是忐忑不安的。所以不管是间接还是直接，当孩子感觉到父母否认或拒绝他们内心的真实感受时，他们被迫要把自己的内心向父母关闭。换句话说，孩子在最需要支持的时候，却被迫断开获得支持的渠道，压抑自己的真实感受。这对孩子而言无疑是二次伤害。

那么，当孩子告诉你他的心理健康可能出现问题时，父母可以做些什么呢？

首先，千万不要忽略孩子的求助。

跟孩子聊一聊，你观察到他情绪上有一些问题，并且让他知道你的顾虑。如果孩子对你说："妈妈我最近感觉特别焦虑，觉也睡不好，饭也吃不下，我是不是有抑郁症？"这个时候千万不要说："不要乱想，你不会有抑郁症的。多休息一下，和同学出去打打篮球，运动一下就会好。我们家里都没有人得抑郁症，你怎么会得抑郁症呢！"

你应该对孩子说："是的，妈妈最近也发现你的情绪不太稳定，经常发脾气，我也挺担心你的。"你看，这样一说，孩子立刻就感觉得到了你的支持。接下来，你邀请他告诉你更多信息，让你知道他究竟怎么了。

其次，要注意，千万不要问太多的问题，或者是试图给出解决办法，只要带着同理心去聆听。

你可以对孩子说："告诉妈妈，你还有哪些情绪上面的症状，让你担心自己是得了抑郁症呢？"这个时候你的孩子可能因为太紧张或者担忧而不愿意再跟你多说，不要逼他，耐心等待别的机会，到时候再重新和他谈这件事情。

第三，要对孩子的分享持乐观态度。

无论孩子到底有没有焦虑症或是抑郁症，他能把问题说出来就好，不说出来的才麻烦。你可以建议孩子："要不咱们一起来查一查抑郁症有哪些症状，看看你究竟是不是抑郁症？"

第四，尽量和孩子一起规律性地做运动，并保证孩子有每天 9–10 小时的睡眠。

最后，如果你发现孩子的症状越来越严重，要及时带孩子去见专业的心理咨询师。

我要再次强调，患上情绪疾病并不羞耻，跟身体上得病是一样的，患者应该得到理性、正确、科学的对待。只有当父母能够坦坦荡荡地面对情绪疾病时，孩子才能从你这里得到最好的支持和帮助。

第十二章 如何养育不焦虑的孩子

我们都知道，预防疾病比医治疾病更加重要，对心理疾病也是一样。面对常见的青少年儿童焦虑，我们不要等到孩子出问题后才干预，那样劳财伤神；而是要从积极的方面入手，从小给孩子一个不焦虑的生长环境——父母情绪稳定、家庭氛围平和、夫妻关系正常等。在这一章里，我着重讲对于儿童焦虑最有效的几点预防办法。

正确处理和孩子的矛盾

作为一名心理咨询师，我常常有机会听到孩子的心里话。我发现，孩子的焦虑有30%-50%来自日常和父母之间的矛盾。更具体地说，是来自他们和父母发生矛盾时，父母的反应。

很多父母因为缺乏处理矛盾的知识和技能，所以和孩子发生矛盾时容易走极端，要么就不理孩子，用冷暴力的方式来对待他们，要么就是用指责、嘲讽、怒骂，或是让孩子产生罪疚感的方式抢占上风。

以下这些不健康的矛盾处理方法，都会一步一步地强化孩子的焦虑情绪，引发抑郁症和其他更为严重的心理疾病。

冷战

冷战看起来的确能够在当时的矛盾中避免争端，却为将来的关系埋下隐患。

为什么很多人吵架总是翻旧账？因为那个"旧账"从来没有得到过妥善解决，每次不高兴，两个人就用冷战的方法来把它掩埋过去，一直到下一次忍无可忍的爆发。

当矛盾出现，问题得不到及时的沟通和处理的时候，冷战会让双方心里产生积怨，最后双方的隔阂越来越深，沟通越来越困难，对彼此越来越不理解，误会越来越容易产生，关系越来越尴尬，每一次交谈也会越来越快地进入争吵模式。

我有一个焦虑症很严重的客人，他的妈妈从来不跟家人吵架，每次都是以冷战的方法处理家里的矛盾。我的客人又生气又不知所措，从小到大压抑的愤怒无处可去，因此患上恐慌症、慢性焦虑症、抑郁症等多种心理疾病。

所以，下一次你想要跟孩子冷战的时候，记得提醒自己：现在图一时方便，避免了一场可能的争执，但从长远来看，你拒绝了一次可以好好沟通的机会，你正在慢慢疏远你的孩子。

嘲讽

嘲讽这个词在希腊文里的意思是"将身体撕裂"。嘲讽确实能将一个人的心撕碎，让这个人感到自己被嘲讽的话语拉到一个沉重的情绪中。现实生活当中，父母容易对孩子说哪些嘲讽的话呢？

- ✓ 你怎么可能错呢？肯定是你的老师错了呀！
- ✓ 你实在是太了不起了，小小年纪能给我惹出这么大的祸来，我佩服你！
- ✓ 考试都不及格了，还有心情打游戏，你的心理状态太好了，我要是能像你这么潇洒就好了。

为什么父母喜欢嘲讽孩子呢？

首先，父母自己缺乏安全感。每当有人在我面前说嘲讽的话时，我的第一反应是去寻找他在什么地方感到不安。

其次，嘲讽代表了隐藏起来的愤怒。父母可能不知道应该怎么面对和处理矛盾，所以有时候心里对孩子很愤怒，却不知道怎样以一种健康的方式表达出来，也不想和孩子吵得家里鸡飞狗跳，于是就用嘲讽的方法，消极地发泄掉一部分心里的愤怒。

如果你也喜欢用嘲讽的方式对待孩子，我建议你在下一次想要嘲讽孩子的时候想一想：你想要表达的情绪究竟是什么，有没有比嘲讽更好的方法？

怒骂

当父母对孩子破口大骂时，孩子在身体上、语言上、精神上和心理上都会出现极为强烈的不安全感。他们大脑的杏仁核开始迅速运作，处于备战状态。长期受到父母辱骂的孩子，大脑反应可能会比其他孩子慢，情绪极度不稳定，很容易进入焦虑、悲伤、压抑、愤怒、羞耻、抑郁等各种负面状态。

同时，父母的反应会让孩子从这个事情本身的关注，转移到对父母情绪反应的关注上。因此，这个孩子无法从这个经历中学习人生重要的功课，反而一直为父母的情绪反应提心吊胆，容易变得唯唯诺诺、战战兢兢。

罪疚感

中国文化是一种"耻感文化"。我们喜欢用罪疚感和羞耻感来激励孩子、惩罚孩子、管教孩子、催促孩子、提醒孩子、改造孩子、敲打孩子。

比如，一个小孩在街上放声大哭，他的父母或者爷爷奶奶就可能对他说："不要哭了，大家都在看着你，好丢脸啊！"或是，孩子考试没考好，就会听到父母说："爸爸妈妈为了你拼命赚钱、拼命工作，你考试考成这样子，对得起我们的日夜辛劳吗？"

这些都是通过语言让孩子感到罪疚和羞耻的例子。当孩子出现罪疚感和羞耻感时，他大部分的精力都会用在对抗这种情绪上。或是更努力地学习，或是做一个更听话的孩子，但是其内驱力都不是为了变得更优秀，而是为了不再感到羞耻、防止将来感到羞耻。

时间久了，这个孩子不管做得多好，都会患上严重的焦虑症。

上面说到的 4 种矛盾处理方式，都会直接导致孩子出现焦虑情绪，久而久之，孩子会患上焦虑症、抑郁症等其他心理疾病。所以，就像我经常所说的那样，父母一定要自己先学习，学习如何健康地处理矛盾，学习如何有长远目标地管教孩子，学习如何对不同年龄的孩子有正确的期待和管教方式。这样，我们才能根据儿童心理学的原理，科学地建立孩子内在的成功能力。

这样夸奖孩子，越夸孩子越焦虑

在我们中国的传统文化中，谦虚是美德。在教养孩子时，父母大多都是通过贬低、批评、强调孩子的不足之处来促进孩子进步。

近年来，越来越多的父母接触到西方的育儿理念，也开始明白夸奖孩子对孩子的心理健康有着不可估量的价值，于是又开始一股脑地夸起了孩子。然而，由于我们对夸奖孩子缺乏科学的认知，导致很多时候父母对孩子的夸奖，不但不会让孩子感到高兴、被鼓励，反而会给孩子带来更多的压力，让孩子陷入深深的焦虑之中。

夸奖孩子的天赋

孩子考了 100 分，父母夸他"好聪明啊"；孩子被任命为班长，父母夸他"非常有领导能力"；孩子演讲比赛得奖，父母说"你的口才非常好"。看起来没什么问题，对吗？

但其实，诸如此类的话会让孩子认为，他的成功是源于他与生俱来的能力，而不是自己努力的结果。这样的认知会让孩子觉得，成功并不是自己可以掌握或影响的，全靠天生的能力。当孩子失败或发现自己的弱点时，他们容易因此认定自己没有那方面的能力，而不是勉励自己更加努力。

夸奖孩子的天赋，虽然当下会鼓励到孩子，但是从长远来看，会让孩子变得消极、对自己不自信。

夸奖孩子取得的成就

孩子通过努力学习考了全班第一名，或者通过每天不停地练习弹钢琴，终于考过了钢琴 9 级，这个时候父母可能会说：

"你看，我早就说过，你是完全做得到的！只要你稍微再努力一点，马上就出成绩了。继续坚持，再接再厉，爸爸妈妈全力支持你！"

或者是这样说："你看，妈妈是不是跟你说过，只要功夫深，铁杵磨成针？那个时候你觉得那么难的曲子，但是你天天努力练习，终于还是把它给过了！这说明你是完全可以弹得很好的！我们继续努力，争取早日把10级给过了。"

这些夸奖都是专注在结果上的。当父母根据一个结果夸赞孩子的时候，会让孩子觉得，下一次他也必须达到同样的成绩才能让父母满意。但是，对于一个结果，不可控的因素有很多。不是每一次努力了都能考全班第一名，也不是每一个孩子努力练习了都能考过钢琴10级，所以，孩子就会因为有不可控因素而变得非常焦虑。

更何况，父母在夸奖过后，会提出进一步的要求。这就显得父母之前的夸奖很假，都是为了最后可以向孩子提要求才勉强夸奖一下，这让孩子的压力更大了。

我曾经有一个客人，是一个16岁的"ABC"（出生在美国的中国孩子）。让我印象非常深刻的是，有一次他坐在我的工作室里，一边哭一边说："我最怕妈妈夸我，因为她一夸我，就说明下一个任务来了。"

比较型夸奖

还有一种导致孩子焦虑的夸奖，是比较型夸奖。

我们都有过这样的经历——跟别人比，比学校、比分数、比排名、比托福成绩等。通过比较得来的夸奖，可以在短时间内鼓励孩子更加努力去获得更好的成绩，但是一旦孩子失败，他就会立刻感到深深的挫败和焦虑。因为孩子在失败的时候，并不会停止拿自己和别人比较。

多项研究证明，在比较型夸奖中长大的孩子，他们一旦失败，会更加容易放弃努力，并且出现更强烈的负面情绪，比如，焦虑、抑郁、愤怒等。同时，比较型夸奖会让孩子的目标从学习本身转向"赢过所有人"这样一个结果，从而导致孩子内在的动力越来越小，面对失败的能力也越来越差。

那么，父母究竟应该怎样夸奖自己孩子呢？

首先，要夸奖孩子的努力，而不是他们的先天能力。

还用刚刚的那个例子：孩子考了全班第一，与其说"你真是一个聪明的孩子"，不如说"我看你这段时间见缝插针地背单词，那天还在厕所里贴满了单词卡，你用努力获得了第一名"。

类似的还有："你在辩论赛上技压群雄，因为你在下面做了很多的信息收集和学习，掌握了大量的知识，为这次的辩论赛准备非常充分,所以比赛中最佳辩手非你莫属,你当之无愧。"

注重孩子在这个过程当中付出的努力,会帮助孩子更加专注过程。这样,就算失败了,他也不会气馁,而是会通过自己的努力再重新站起来。

其次,让夸奖变得临时、随性。

对孩子的夸奖就像一把双刃剑,可以鼓励孩子,也可以让孩子变得消沉。最好的方式是在孩子没有期待你的夸奖时夸奖他。比如,在孩子的饭盒上贴一张鼓励他的便利贴,让他到了学校才看见。

千万不要让夸奖孩子的每一个好行为成为一个习惯,让孩子形成固定的期待。作为父母,你并不需要夸奖孩子的每一个行为来激励他们。当孩子对你的夸奖有所期待的时候,这种激励的效果反而就失去了。

第三,用不同的方式来夸奖孩子。除了语言夸奖之外,给孩子一个大大的拥抱、拍拍孩子的肩膀、和孩子击掌、给孩子一个肯定的眼神等,这些都是夸奖孩子的方式。不同形式的夸奖会带给孩子不同的激励,让孩子全方位地感受到你对他的认可和鼓励。

情绪联结，父母之道

很多家长问我："吉祥老师，这世界上有没有一种方法可以最有效地预防焦虑症？咱们在孩子还没有焦虑的时候就先预防起来！"

答案是：有的，那就是情绪联结。

我在十二三岁时疯狂暗恋我的语文老师，觉得他是全世界最帅的男人。当时我把这件事告诉了我的妈妈。想一想，20多年前，一个十二三岁的女孩子想搞师生恋，这从哪方面来讲都是一件大逆不道的事情。换作任何父母，大概都是要把孩子的腿打断的。

可是我的妈妈是一个非常有智慧的女人。她听到这个消息以后，非常兴奋地跟我说："真的吗？哪一个老师这么有魅力，竟然让我高傲的女儿都爱上了他？我一定要找个时间去看一下他是何方神圣！"

她比我还兴奋。

我当时好开心，我觉得我的妈妈是全世界最了解我的人，是我最好的闺蜜。所以我什么都跟她说，还给她看打算给老师的情书。妈妈在整个过程当中都非常兴奋。终于有一天，我带她去见我的语文老师了。当时语文老师在教室里收作业，我就让妈妈在门口偷偷地看他一眼。

我永远记得当时的场景：妈妈当时看了他一眼，转过头来对我说："我的天哪！他怎么长得那么丑！"然后，她立刻反过来安慰我说："哎呀，不过没有关系，可能你喜欢的是他的才华吧？"

你知道吗？在她对我说出这句话5秒钟之后，我再看我的语文老师，真的觉得他好丑啊！顿时我就不再喜欢他了。现在回过头来想，我妈妈那个时候真是高明。其实，在最初我跟妈妈讲这个事情时，她就想好要打消我这个念头了。于是，她立刻和我建立了非常好的情绪联结，以至于后来她的一句话能够对我产生如此大的影响，成功扼杀了我在少女时期的第一段暗恋。

这，就是情绪联结的影响力。

当父母和孩子的情绪联结建立起来的时候，父母的一句话可以给孩子带来很大的影响。因为孩子信任父母，他们愿意将自己的心打开，对父母表述自己的情感，也愿意聆听父母要说的话。而在情绪联结失败的家庭中，你会发现孩子越大越不和父母说话，把自己紧紧地包裹起来，也将父母隔绝在自己的世界之外。有时候父母说他们两句，他们不仅非常不接受父母的意见，还会跳起来和父母争吵。

很多人看过电视剧《小欢喜》。这部电视剧里的女孩英子是个学霸，她的妈妈也是一个高级知识分子。在电视剧里，这位母亲非常努力地尝试了解女儿。她的女儿喜欢天文，她就在家里弄个投影仪，给她看星空图。她并不是那种不支持孩子，甚至非常粗暴地反对孩子的母亲。

网上有很多人评论，都是说这个妈妈管得太多、太严，我并不同意。相较其他高三年级孩子的父母，她并没有更加强势的地方。但我要说这个母亲，她在与英子进行情绪联结的时候，用错了方法。比如，女儿试着跟她说："妈妈，我是多么热爱航天！"她在对妈妈倾诉她的感情。而妈妈的回应是什么呢？"英子啊，已经高三了，没有时间啦！"她对女儿进行一个逻辑上的教育，试着给她分析利弊。

再比如，女儿说："我想要考到外地去。"妈妈又不答应了："英子啊，没有北京的学生考到外地，都是外面的学生想要考进来。"她总是试着用逻辑和事实来回应孩子的感情需求，最后的结果是什么呢？英子宁愿对着一台手机说话，也不再对妈妈吐露心声，最后焦虑、抑郁，差点自杀！

当亲子之间情绪联结失败的时候，连学霸都会产生抑郁。

反过来说，情绪联结好了，会给孩子带来安全感、抗压能力和归属感。拥有安全感、强抗压能力和归属感的孩子，自然而然会远离焦虑。

情绪联结带来安全感

当父母和孩子的情绪联结建立好的时候，孩子会感到自己拥有一个安全的情绪倾诉环境，他会觉得自己的父母是安全的。

自己犯错也好，考试没考好也罢，他在情感上是被父母所接纳的。当孩子有这样的安全感时，他们便有一个渠道向父母倾诉自己的焦虑情绪，或者是导致自己焦虑情绪的那些外界情况。当他们知道自己的感受被理解时，倾诉的过程本身就是缓解压力的过程。

比如，你的孩子因为要参加学校运动会而感到焦虑，你发现了他的反常，当他告诉你原因时，你说："哎呀，只是运动会，又不是参加高考，你这么紧张干什么，随便意思一下就行了！"这样一来，你就没有和孩子的情绪联结在一起，而是直接关闭了他继续倾诉的渠道，孩子就不再告诉你他内心的负面情绪。压力慢慢积攒，孩子只会越来越焦虑，开始出现网络上瘾等不健康的行为。

情绪联结带来抗压能力

当孩子因为遇到挫折、打击或失败时，好的情绪联结就像一层厚厚的防护垫，在孩子跌倒的时候托住他，缓解他受到的冲击。

很多关于儿童大脑的实验证明，当孩子和父母有很好的情绪联结时，孩子在经历同等压力时所感知的焦虑，比那些和父母没有建立情绪联结的同龄人要小很多。也就是说，他们对同样压力的认知要更加健康，这些压力对他们所带来的冲击力更小，而这些都要归功于情绪联结。

情绪联结带来归属感

父母与孩子之间的情绪失联，对孩子而言，本身就是焦虑情绪的来源之一。

我们每个人都有一个核心需求，那就是归属感。在孩童时期，每个人都是完全依靠父母而生存下来的，所以他需要知道自己和父母之间是属于彼此的。当情绪联结失败时，孩子并不能从家庭里获得归属感，因为他并不能感到自己属于父母，也感受不到父母能够提供给他支持。

当一个人长期生活在一个依赖他人的环境中，却始终无法从他所依赖的人那里获得归属感时，稍加时日他便会觉得无比焦虑。

要建立情绪联结，具体怎么做呢？

这里提两个重点：

1. 养成每天和孩子交流的习惯。

你可以在饭后半小时，或者是晚上在小区散步的时候，和孩子聊聊天。

我记忆最深刻的是我十三四岁的时候，我的妈妈每天晚上吃完饭并不会急着收碗，而是和我坐在餐桌旁聊天。我们天南海北什么都聊，妈妈跟我讲她在工作上的一些为人处事的方式，我也喜欢告诉她我在学校的事情。

现在回头看，这个习惯给我的情绪健康打下了坚实的基础，让我后来在美国遇到很多困难时，心里都充满了乐观和希望。

2. 允许孩子有负面情绪。

现在的很多父母不希望看到孩子有负面情绪，总是在孩子表达伤心、难过、失望的时候，试图去引导他们更积极地想事情。殊不知，这样做只会让孩子感到被父母拒绝，从而把自己的情绪压抑起来，也关闭了和父母的沟通。

想要情绪联结成功，一定要给孩子自由发泄情绪的空间，并陪伴孩子停留在他的负面情绪里，不着急把他从那个情绪中带出来。我一直强调，积极正面的情绪和负面情绪，就好像电脑的硬件和软件一样，对于孩子来讲，是缺一不可的。适当的负面情绪能够帮助孩子更加成熟，并且更能够处理和应对外部的压力，减少焦虑的产生。父母允许孩子表达负面情绪，会让孩子知道自己是完完全全被接纳的，反而能够更快地走向积极的一面。

做真实的父母

2019 年底，我受中国人民大学和北京其他几所高校的邀请去做心理讲座时，顺道去了一些家庭做家庭访问辅导，其中有几件事情让我印象深刻：

一对夫妻想请我去帮助他们的孩子，因为孩子在学校非常孤僻、自卑，人际关系总是处理不好。在交谈的过程中，他们很骄傲地告诉我，他们从来不在孩子面前吵架。所以，在他们13岁孩子的心目中，他们是最恩爱的父母，有着最美好的婚姻。但是那个孩子，却像一只战战兢兢的小猫，处处讨好别人，只为躲避任何可能的矛盾。一旦别人流露出一点点的不高兴，她立刻从这段友谊中退缩，和同学、朋友的关系非常紧张。

另一个世界名校毕业的妈妈，立志要在孩子面前树立性格温柔、情绪克制的典范，所以无论孩子做错什么，无论她多么生气，都绝不在孩子面前发脾气，永远都是讲道理，是一个自制力超强的母亲。不料，她的孩子却有情绪管理障碍，更准确地说是愤怒管理障碍—— 一点小事，心情好时脸色阴沉，心情坏时破口大骂，甚至直接上手打人，时时刻刻挑战他妈妈的忍耐力。

还有一对父母，无论孩子对他们说多么伤人的话，他们都装作很坚强的样子，口头禅是"我怎么可能和一个孩子计较"，内心却伤痕累累。他们没有意识到的是，他们内心对孩子充满了愤怒，在无意识的行为中表现了出来，比如，对孩子冷漠、翻白眼、说轻蔑的话等，这些深深地伤害了孩子。孩子受到伤害后说出更多伤害他们的话，做出更多伤害他们的事，最终成为恶性循环。

为什么会有这样的反效果？因为我们太想成为完美的父母，提供给孩子最安全的环境，于是我们把自己扮演成无所不能、刀枪不入的上帝，却忽略了我们只是有血有肉、能力有限的平凡人。

孩子们需要知道，自己所说的每一句话，都可能让父母心如刀绞；父母不论多么相爱，也会愤怒地大声争吵；再温柔的人，也有受不了而发怒的时候……这是生活的真相，亦是我们的本相。孩子应该从我们身上学习如何接受不尽如人意的现实，更应学习如何应对不完美的自己。

父母不是完美的，这一点越早让孩子明白越好，否则就会出现各种问题。

比如，那对从不在孩子面前吵架的父母，他们让孩子觉得，家庭中原本就应该一团和气，任何的争吵都是不正常的。加上孩子从来没有机会观察父母处理矛盾、磨合差异、彼此道歉、寻求和好的过程，导致她心里对人和人之间的矛盾极度恐慌，没有信心去应对任何一丁点的矛盾。并且，她认为一切有矛盾的关系都是不健康的关系。这样的认知让她在和朋友的关系上举步维艰。如果这种情况得不到改变，可以想象这个孩子将来在婚恋关系上一定也困难重重。所以，我鼓励这对父母，在孩子面前可以吵架，只要不出现家庭暴力和人格侮辱的行为、言语，可以随便吵。但是吵完了，父母一定要让孩子看到和好的过程。

而那位名校毕业的妈妈呢？因为她自己的妈妈是一个脾气暴躁的女人，小时候常常对她发脾气，于是她暗暗发誓绝不要活得像她妈妈那般，所以她坚决不在孩子面前动怒。但是，她的孩子充满了愤怒，觉得妈妈很假、很虚伪，明明应该生气的时候，妈妈却一点情绪都没有；无论他做多过分的事情，都不会引起妈妈情绪的波动。所以，他想尽办法挑战妈妈，只是为了她变得"正常一点"。

这位妈妈的示范，让孩子觉得自己有任何负面情绪都是很不正常的一件事情，也从来没有学到要如何处理自己的愤怒和暴躁（因为妈妈的情绪永远是不动声色的）。罪疚感加上对自己情绪的不知所措，让这个帅气的小伙子变成了一头暴躁的"狮子"。

那对"刀枪不入"的父母，阻隔了为孩子立界限的机会，他没有教会孩子为自己的言语和行为负责，所以孩子肆意伤害父母，而父母也终于无法再压抑自己的伤心和愤怒，无意识地反击孩子，最终双方都遍体鳞伤，在这个互相伤害的恶性循环里找不到出口。

我给这对父母的建议是：下次孩子再对他们说伤人的话，如果想哭就大哭出来，并且要求孩子立刻停止对他们的伤害。

活得不真实的父母，在对孩子隐藏起自己情绪的同时，也关闭了和孩子情绪联结的通道。

那么，怎样成为一个真实的父母呢？

会犯错，会道歉

中国有一句古话：天下无不是的父母。意思是父母做什么都是对的，不会错。其实这是一个非常扭曲的观念。只要是人就会犯错，孩子会，父母也会。

还有，我们文化中的面子观念也让很多父母不愿意承认自己的错误，觉得这样会有损自己在孩子心目中的威严，失去他们的尊重。其实，无论你承不承认，孩子心里对你有没有做错都清楚得很，如果你错了却坚决不承认，并不会让你的错误变成正确，反而会让孩子从心底藐视父母，失去他们对父母的尊重。这也是为什么很多孩子一旦进入青春期，就拒绝父母的管教，也拒不承认自己的问题。

很多父母非常苦恼地问我："吉祥老师，我这个孩子明明错了，却坚决不认错。他有网瘾，偷我们的钱去打游戏，被我们发现了却坚决不承认。我跟他好说歹说，打他骂他都没用。我就是不明白，为什么他明明错了，宁愿受很严重的处罚，都不愿意简简单单认个错？"这个时候，我往往会反问父母一句："孩子从小到大，当你们父母做错事的时候，会向孩子认错吗？"得到的答案，95% 都是"不会"。

如果父母从来没有向孩子认过错，那道歉这个功课，他又怎么能够自然而然地学会呢？

真实的父母愿意向孩子承认自己和他一样会犯错误。从心理学的角度来讲，孩子对会犯错的父母更有安全感，因为他们的生活中有了一个真实的典范供他们观察和学习。真诚地向孩子道歉并请求孩子的原谅，会让孩子学习如何处理自己的错误、如何与人和解，也会培养孩子解决矛盾的能力。

当孩子能够健康地面对自己犯的错误，并有能力以积极的方式来处理错误时，焦虑感会降低很多。

会争吵，会和好

夫妻之间有争执是再正常不过的事情了，即便这段婚姻是非常美好的。这是婚姻的奇妙之处——两个不完美的人突然开始要朝夕相处，忍受对方无数心理和生理上的丑陋和软弱，经历内心无数次的失望和伤痛、无数次的暴怒和冷战，最后两人坐下来，犹豫着，战战兢兢地把自己的心打开，让对方看到自己伤痕累累的过去，然后仍然决定再次相信对方，和对方一起生活下去。你看，这个过程本身就彰显了婚姻的伟大和神奇。在如今这个多元化的时代，父母理应让孩子看见这个过程。

很多家庭的问题是，夫妻双方的争吵都尽量避免让孩子看见。但是孩子们其实是很敏感的，他能够感觉到父母关系里的紧张或漠然，于是只能整天猜测父母之间究竟怎么了，而这样的猜测就会导致孩子产生极度不安全感，进而引发焦虑。

其实，父母只要不是破口大骂或对对方进行人身攻击，就完全可以让孩子看见夫妻双方有不同的意见，甚至争执。孩子需要知道，有不同的观念、争吵然后再和好，是任何一个家庭中很正常的事情，这也并不代表这段关系就无法再维系下去。更重要的是，父母在争吵以后，要尽可能地当着孩子的面和好，这样孩子就可以学习如何在争执过后修复一段关系。

会伤心，会愤怒

很多人害怕负面情绪。父母总是不遗余力地让孩子觉察不到自己的负面情绪，也尽力不让孩子产生负面情绪。殊不知，负面情绪是一个人情绪健康的标志之一。

试想一下，一个孩子总是快乐，像个玩偶一样不会产生生气或者伤心的情绪表现，实在是一件"细思极恐"的事情。父母允许孩子经历喜怒哀乐，并身体力行向孩子展示自己是如何健康地处理自己的负面情绪，让孩子从中学习如何从负面情绪中恢复过来，这实在是一件对孩子有很大帮助的事情。

对孩子讲述自己的失望、愤怒、伤心等负面情绪并讨论这些情绪是至关重要的，因为这其实是间接地允许孩子也同样去经历并接纳自己的负面情绪。

我记得很清楚，有一次我妈妈被公司里一个关系要好的同事陷害，导致她被调离岗位。在和我聊天的时候，她既愤怒又伤心，还有对未来的担心。那段时间，她给我讲了许多她当时的情绪，让我心里很有安全感，因为我知道妈妈遇到了什么事情，而不需要去猜测。更重要的是，我在接下来的时间里，一步一步地看着妈妈如何调整自己的情绪去面对困境、重新振作起来，直到她再次成为新工作的领导人。

后来我独自在美国的岁月里，这些事情提醒我要如何面对困境，如何整理情绪，如何绝处逢生。我的妈妈通过和我分享她的故事，不但教会了我怎样面对生活中的焦虑，而且早早就让我明白，生活中遇到困难、遭受挫败并不奇怪，也不意味着世界末日降临。这让我在面对日后残酷的生活时有了很多底气。

无论孩子还是父母自己的负面情绪，其实都不可怕。正如我常说的那样，我们不要试图成为完美的父母，而是要成为真实的、有血有肉的、会犯错、会道歉、会暴怒、会后悔、会懊恼、会兴奋得像个小孩子的父母。因为只有这样，我们才能在孩子面前展现一幅生动活泼的画面，让孩子从你身上看到生活的真相，学到正确对待生活的态度。他们会从父母一次次的分享中学习并装备好自己。这是好事，也是每个孩子都应该在进入社会前准备好的态度。

衷心希望每一对父母都能够在孩子合适的年龄和他们分享你们的故事，成为孩子处理焦虑情绪的榜样。

结语：寻求专业的心理辅导

这本书基本上讲的是如何通过自助的方法技巧来缓解焦虑。但是，在很多情况下，你有可能必须要承认你需要专业的帮助。专业的辅导不但能够帮助你更加精准地发现焦虑情绪的根源，更能够帮助你在最短时间内缓解焦虑情绪。

可是，在中国，很多去做心理辅导的人都有过糟糕的体验。这些心理咨询师，要么像隔壁大姐一样，给你灌输一堆你都会说的心灵鸡汤，要么一个劲儿地劝导你该怎么想开点、看淡点，甚至批评你不该有某些情绪，让来访者的情绪更加低落。这导致很多极度需要心理辅导的人，却不信任心理咨询师。这是非常不幸的一件事情。

几年前，我受国内一家知名心理咨询诊所邀请，去做他们的咨询师督导。为了知道他们的辅导水平，我假装客人，约见了那个诊所的首席心理咨询师。我当时给出了一些抑郁症的表征，但是并没有完全满足确诊抑郁症的条件。这种情况的客人在美国会被诊断为"预见"（Provisional），也就是说，还没到抑郁，但是如果继续这样下去最终会抑郁。然而那位首席咨询师告诉我，我患了中度抑郁症，需要吃药。

我曾经辅导过一名国内的 20 多岁的女孩。她患抑郁症多年，一直靠吃药抑制，但是她当时已经对所有的药物都产生了抗体，而且所有的药都已经吃到最大量。无奈之下，她按照医院建议，做了电击治疗。所谓电击治疗（Electroconvulsive therapy，简称 ECT），又称电疗，是经由电击脑部的方式来诱发痉挛，以治疗精神疾患的方式。精神科用电击治疗来治疗严重性抑郁障碍、躁郁症和思觉失调症，尤其是在所有药物和心理疗法都无效时。

注意，这里有两个关键前提：第一，所有药物和心理治疗都无效；第二，各种并发症状一起出现。但是，这位女孩并没有狂躁，也没有自杀倾向，更没有接受过心理治疗，就做了电疗。后来，她失去了对很多事情的记忆，包括那些导致她抑郁的事，然而抑郁情绪却一直都在。她也因此成为我职业生涯中最难辅导的一个客人。

盲目地相信不专业的建议会对患者造成二次伤害。很多人舍不得花钱去做心理辅导，殊不知，你背着几个月工资买来的名牌包却满脸愁容的样子，一点都不好看。

在美国，成为一名执证心理咨询师是很不容易的。首先，你需要在大学本科阶段就读相关专业，毕业后再读几年心理学硕士，硕士毕业之前需要 700-1000 小时（各州要求不同）的临床实习，拿到硕士学位后再参加全国专业考试，并同时进行相关法律的考试。通过这两种考试后，拿到临时执照，然后你需要在督导的监督下进行 3000-5000 小时（各州政策不同）的临床辅导，方能拿到独立从业的执照。

一名专业的心理咨询师，在拿到执照前所付出的时间、精力和金钱都是非常多的。因此，美国的心理辅导价格都不会太便宜。但是反过来想想：花一些钱去找专业人士解决自己的情绪问题，以便将来更加健康、幸福地生活，对家庭、子女都有益处，难道这个钱花得不比买包，或者给孩子报兴趣班更加值得吗？

然而，既然不便宜，那么如何辨别心理咨询师的专业性，并且在寻求帮助时，清楚什么时候说、找谁说、怎么说，让辅导真正能够帮助自己，就显得尤为重要了。我们一起来分辨一下。

什么时候说

很多人在考虑做心理辅导的时候都会有一个疑惑：我的焦虑情绪究竟严不严重？到底需不需要做专业的心理辅导？还是其实我自己就能够处理？

这个问题要从几方面来讲。

由于心理辅导往往不会只进行一两次，一般都是要持续好几个月甚至好几年的，所以要根据你的个人情况来做决定。如果你的经济条件比较宽裕，那么在你感到经常有焦虑情绪，出现失眠或是其他一些生理病症，医院却找不出任何问题所在的情况下，你就可以寻求专业的帮助。

千万不要为寻求心理帮助而感到羞耻。在美国，越是受过高等教育、拥有比较高的社会地位和经济地位的家庭，越会拥有自己的心理咨询师。这是一个人有认知水平、有能力照顾自己情绪的一个表现，大家觉得很自豪。所以，我有很多客人把他们的朋友介绍给我。这些客人会跟朋友推荐我，就是因为他们完全不把做心理辅导看成是羞耻的事情。

如果你的经济能力有限，那么我建议，当你发现你的焦虑情绪已经开始影响正常生活和工作的时候再去寻求辅导。比如，你因为焦虑而不能按时把手头的工作做完，或是会忘记一些很重要的工作安排，在家里经常无缘无故地发脾气，把配偶和孩子都吓到了。在这些情况下，千万不要试图自己硬撑着扛下来，你需要尽快找心理辅导。

找谁说

怎么判断一个心理咨询师好不好呢？对于没有任何心理学

背景的人来讲，你很难从专业的角度去评估他。以下 4 个问题可以帮助你评估这个心理咨询师是不是适合你：

1. 这个心理咨询师的话多不多

如果一次辅导下来，你发现他说话的时间比你说话的时间多，那么他可能不太专业。一个好的心理咨询师会用提问的方法来精准地引导自己的客人获得顿悟、挑战自己，并感到重新拥有希望和勇气。

在 8 年的专业学习当中，没有一堂课教我怎样去劝导我的客人，或者怎样指出他错了。相反，我一直在练习如何发现情绪背后隐藏的根源，并通过提出更好的问题来引导客人看到我所看到的。

2. 你喜不喜欢这个心理咨询师

这是一个非常主观的问题，却对你非常重要。不管他是否专业，你必须要能够信任他才会得到好的结果。所以，3 次辅导之后，如果你仍然不能对他产生信任，那么你就应该换一个心理咨询师了。

3. 他提的问题好不好

如果他提出的很多问题会让你觉得"啊哈！我从来没有想过这个问题，这真是一个好问题"，那么你就可以继续下去。

4. 你认不认识这个人

如果这个心理咨询师是你的朋友，或者是你朋友的好朋友，那么我劝你三思。在美国，专业的心理咨询师是不可以去辅导自己的朋友或者是认识的人的。甚至朋友的好朋友，都非常敏感。因为朋友的身份让咨询师无法客观地为你提供帮助。

怎么说

去见心理咨询师之前，我建议你在一张纸上或者是手机上记录下自己焦虑情绪的表征，也就是说你为什么觉得自己有焦虑情绪。并且，你可以提前写出你的困惑和问题。同时你也要准备一些关于你自己的背景信息。你越坦诚，你的心理咨询师就能越快越好地了解你，你就能够越快获得你所需要的最大程度的帮助。

这本书写到这里，勾出我许多的回忆。在写到一个个案例时，我眼前浮现出我曾经帮助过的形形色色的客人：有忧郁的完美主义者 Sarah，这个 23 岁就拿到博士学位的天才总觉得自己不够出色，无法欣赏自己的优秀，总是不断寻找自己的缺点，整天惧怕失去别人的喜欢；还有李坤，一个总是停不下来的内科手术医生，不停地给自己布置任务，多获得一些成就、再多一些，家里必须一尘不染、一丝不苟，床上一根头发都会让他半夜把太太"撬"起来换床单，他的工作上瘾和强迫症让自己一度失去了妻子和孩子，孤身一人；可爱的 Emily 只有 9 岁，第一次坐在我的办公室里，焦虑得全身发抖、嘴唇发青，还一句话都说不出来（选择性失语症），而在她身后的是更加焦虑的妈妈和随时会暴躁的爸爸；还有 Jennifer，这个在全世界 Top100 的企业中管理着上千位科学工作者的女企业家，每次来我的办公室倒头就睡，因为只有在我这里，她才能不依靠药物而且睡得香甜；还有 Mike，谁都想不到这个在法庭上唇枪舌剑、寸步不让的硬核律师，竟然有社交恐惧症，以至于他和所有委托人的沟通都必须通过自己多年的助理才能完成⋯⋯

当然，我永远不会忘了 Bruce。

Bruce 身高 193 厘米，从前是特种兵。退役后，他得了创伤后应激症。有一天他来到我的办公室，在辅导进行到 20 多分钟时，他突然站起身，掏出一把枪指着我，颤抖着说："对不起，吉祥，可是我真的撑不住了，我想死，我想你陪我一起死，因为只有你了解我。"当时我吓得全身冰冷，对着黑洞洞的枪口，脑子里飞快搜索着老师上课时有没有讲过，遇到客人要杀自己的那一刻，我应该说些什么！

还有，老是认为自己身体有癌症的 Alex，看见孩子成绩下滑就烦躁不安的苏瑞，为了帮助孩子戒网、戒毒而患上抑郁症的 Mitchell，被继父性侵后一看到身材相似的男性就吃自己头发的 Linda⋯⋯

　　我见过太多太多焦虑的客人，在辅导时，我一边进入他们的世界、倾听他们的故事，一边大脑飞速运转、制订对他们的治疗计划。

　　令人开心的是，我可以用自己的临床经验和这一个个案例告诉你：焦虑是能够治愈的！每个人的背景不同、经历不同、认知不同，所以治愈的时间有长有短。有些人只想改变行为，有些人则愿意挖深些，将行为背后的问题连根拔起。无论你更喜欢哪种，请坚信焦虑都可以被控制在一个正常范围内。

　　完美主义的 Sarah 最后愉快地接受了自己的邋遢和拖延，开始惊叹自己的智慧，并且第一次对一个批评她做事不够完美的同事说"去你的"；李坤偶尔还是会有一些强迫症倾向，但是百分之九十的情况下能够控制住自己，他和前妻的关系有所好转，也获得了更多探望孩子的时间；小 Emily 还在继续接受辅导，同时她的父母也在我这里做婚姻辅导，他们发现，当他们夫妻的关系越好时，Emily 的情绪就越稳定；Jennifer 终于不在我的办公室睡觉了，我们做了将近一年的辅导，把很多导致她焦虑的根源挖出来解决，期间有无数的泪水和悲伤，但是这个坚强的女人都坚持了下来，她配得上现在所享受的自我满足与自由；那个有社交恐惧症的律师还在继续接受辅导，但已经可以单独接待新客户；而 Bruce，那个吓得我目瞪口呆、手脚冰冷的客人，他已经在 3 个月前结束了最后一次辅导，再一次感受到生活的美好，全心全意投入到自己的幸福生活中去了。

如果他们可以改变，相信你也可以。这条路或短或长，我的客人有些走了几个月，有些走了几年，至今仍在接受帮助，但无论如何，只要你和他们一样不放弃，就总能走到光亮幸福的彼岸。

愿你不再被焦虑奴役，不再被恐惧捆绑，去享受无忧无虑的自由，和对自己无条件的爱。